AF320927

TROISIÈME SÉRIE D'OBSERVATIONS

ET REMARQUES

SUR LE TRAITEMENT

DE LA RÉTENTION D'URINE

CAUSÉE

PAR LES VALVULES DU COL DE LA VESSIE,

PAR LE DOCTEUR L. AUG. MERCIER.

Lisez et jugez.

Avant d'exposer cette troisième série de faits, je vais revenir en quelques mots sur ce que j'ai déjà dit au sujet des diverses affections que je désigne sous le nom de *valvules du col de la vessie*. Cette marche me procurera le double avantage de vulgariser la connaissance de maladies peu connues jusqu'à ce jour, malgré leur fréquence, d'ajouter à quelques points encore incomplets et de répondre à diverses critiques dont mes travaux sur cette question ont été l'objet (1).

(1) J'aurai surtout à répondre à une brochure que M. Leroy d'Étioles vient de publier sous ce titre : *Thérapeutique de l'hypertrophie de la*

1

Ces valvules sont constituées par une saillie
anormale du bord postérieur ou rectal de l'orifice vésical de l'urèthre (1), saillie telle, qu'elle
vient recouvrir le bord antérieur, et s'oppose,
comme le ferait une soupape, à la sortie de l'u-
rine. Elles sont transversales et aplaties de haut
en bas ; elles ne proéminent par conséquent pas
d'une manière sensible dans la vessie, ce qui
fait qu'on ne les a presque jamais remarquées,
et qu'on a cru, par cela même, à des paralysies
essentielles de la vessie qui n'existaient pas.

prostate et des obstacles au cours de l'urine situés au col de la vessie.
Souvent je serai long et peut-être fastidieux ; mais est-ce ma faute si mon
adversaire a su tellement embrouiller le sujet, s'il s'est fait en quelque
sorte un jeu de déplacer les questions, de produire des assertions sans
preuves, d'altérer les textes, de nier des faits vrais, d'en supposer de
faux, et avec tout cela de m'accuser de mensonge lorsqu'il outrageait
audacieusement la vérité ? En face d'un pareil homme, il fallait ou bien
renoncer à me défendre, ou bien lui présenter un tel réseau de preuves
qu'il ne pût y échapper. Je m'arrête à ce dernier parti, quoique je sache
par expérience que j'ai affaire à un jouteur subtil, et que, véritable Pro-
tée, il coulera pour ainsi dire entre mes doigts. D'autres me conseillaient
le premier, sans doute avec les meilleures intentions; mais, qu'il me soit
permis de le rappeler, il est bien facile d'être pacifique et généreux
quand le bien d'autrui seul est en cause. Or c'est du mien qu'il s'agit
ici, et si je ne le défends pas, personne ne se donnera la peine de rechercher quel en est le véritable et légitime propriétaire : un usurpa-
teur demeurera tranquille possesseur du fruit de mes peines ; les plus
scrupuleux croiront, comme cela est déjà bien des fois arrivé, faire acte
de suprême justice en ne tranchant pas la question de propriété et en
me faisant l'honneur d'accoler mon nom à celui de M. Leroy.

(1) M. Amussat a appelé *valvule pylorique* le très léger relief que ce
bord fait à l'état normal; mais ce relief est loin d'égaler la saillie
pathologique dont il est ici question ; aussi ce chirurgien n'a-t-il jamais
songé à le regarder comme cause de rétention d'urine. (Voy. *Arch. de
méd.* T. IV, 1824.)

Je distingue deux espèces de valvules. Ces espèces ont quelque ressemblance de forme ; mais elles diffèrent beaucoup sous tout autre rapport : les unes, produites par l'hypertrophie uniforme des granulations susmontanales de la prostate, étaient quelque peu connues avant moi (1) ; les autres, formées par le spasme, la contracture ou la rétraction des fibres musculaires qui fer-

(1) Quoique de véritables valvules aient été signalées, ainsi que j'en ai cité des exemples (*Rech. sur les valv.*, etc., p. 54), c'est surtout quand elles proéminaient plus ou moins dans la vessie qu'elles ont été reconnues. Elles rentrent alors dans ce que j'ai nommé *tumeurs prosta-tiques à large base*. Un fait que j'ai extrait de l'ouvrage d'E. Home, nous en fournit un exemple (*ibid.*, p. 55). C'est encore à cette catégorie de tumeurs que se rapporte cette phrase de M. Leroy d'Étioles : « La portion de la glande prostate tuméfiée forme pour l'ordinaire un *mamelon* supporté par un bourrelet transversal qui fermè le col de la vessie comme le ferait une soupape (*Gaz. méd.*, 1835, p. 580). » Ce qui prouve la vérité de mon interprétation, ce sont ces mots qui suivent immédiatement : « Les instruments qui servent à déprimer cette *tumeur.....* » Ceci me paraît suffisamment clair ; néanmoins M. L. n'en a pas moins cité cette phrase pour prouver qu'il avait découvert les valvules du col de la vessie ; il lui a suffi, pour la rendre décisive, de supprimer les mots *mamelon* et *tumeur* (voy. *Thérap.*, etc., p. 49). Ce procédé lui a paru sans doute fort naturel. Il est vrai qu'il cite encore une autre phrase : « La prostate engorgée et *tuméfiée*, formant un bourrelet au-devant du col de la vessie, augmente la courbure de l'urèthre, et fait un obstacle très grand, quelquefois insurmontable à l'introduction de la sonde droite (*Exposé des procédés pour guérir la pierre*, p. 179). » Mais est-il bien certain que, par ce mot *bourrelet*, M. L. ait désigné ce que j'appelle *valvules*, et qu'il n'ait pas seulement voulu peindre la saillie qui s'oppose au passage de la sonde ? Comment se fait-il alors que, dans tout le cours de l'article, il ne dise pas un mot des *tumeurs* qui sont connues de temps immémorial et qui s'opposent au moins autant que les valvules au cathétérisme ? Comment se fait-il encore qu'on ne trouve rien qui ressemble aux *valvules* dans la phrase suivante que j'extrais de la page 7 de son *Traité de lithotripsie* publié en 1836 : « Les instruments lithotribes rendent aux malades la faculté d'uriner en dé-

ment le col de la vessie, avaient complétement
échappé à l'attention des observateurs (1).

primant la glande engorgée, y creusant pour ainsi dire un sillon, et surtout en affaissant par leur rectitude et leur volume *la tumeur* formée
par le lobe moyen de cette glande et par la luette vésicale, *tumeur* décrite *pour la première fois* (!!) dans l'ouvrage remarquable de M. E.
Home ? » M. L. aurait bien dû nous expliquer ces diverses omissions.

Il aurait bien dû encore nous expliquer pourquoi il n'a pas rectifié
cette phrase de l'un des comptes-rendus qu'il invoque comme l'un de
ses titres : « M. Leroy commence par rappeler que, dans un Mémoire
présenté il y a huit ans, il soutenait que la plupart des rétentions d'u-
rine attribuées à une paralysie de la vessie dépendent de *tumeurs* situées
au col de cet organe, *tumeurs* qui, etc. (*Compte-rendu des séances de
l'Académie des Sciences*, 1836, p. 457.) »

Au reste, si j'insiste sur ce point, ce n'est pas pour revendiquer,
comme le fait M. L., la découverte des valvules prostatiques, puisque
j'ai pris soin, en toute occasion, de rechercher et de citer les moindres
phrases par lesquelles ceux qui m'ont précédé ont pu désigner ces valvules. Je laisse ce rôle à M. L., qui ne paraît pas mieux connaître
l'historique de ces valvules que celui des tumeurs. J'ai dit, il est vrai,
que « jusqu'en 1836, époque où j'ai insisté pour la première fois sur
les valvules prostatiques, on n'avait émis à leur sujet que quelques indications vagues ou erronées (*op. cit.*, p. 57). » J'espère que ceux qui
prendront la peine de comparer mes travaux sur ce sujet avec ceux de
mes prédécesseurs et même avec les deux phrases de M. L., ne me
démentiront pas.

(1) J'ai dit dans mes *Recherches sur les valvules*, etc., 2ᵉ édition,
p. 344, que M. L. niait l'existence des valvules musculaires et n'admettait que des plis ou bourrelets formés par du tissu prostatique.
Je me croyais donc tranquille sur ce chapitre ; du moins, je ne songeais
plus à M. L. ; mais lorsque je lus dans le titre de sa nouvelle brochure : « *Des engorgements de la prostate et des obstacles à la
miction existant au col de la vessie*, » soudain, mes craintes se réveillèrent : Est-ce que par hasard, me suis-je dit, M. L. admettrait
actuellement des obstacles *autres que ceux formés par les engorgements de la prostate ?* Eh bien oui! je le vois en toutes lettres, p. 68 ;
déjà, à la page 52, il avait affirmé n'en avoir jamais nié l'existence !
Mais relisez donc vos œuvres, monsieur L., et notamment la page 10 de
votre *Traité des angusties!* Ne dites-vous pas que la *prétendue valvule
(musculaire)*, qui fit l'objet de discussions entre M. Civiale et moi

Tandis que les premières sont le résultat du
ralentissement de la circulation veineuse et de

devant l'Académie des sciences, est *formée par la saillie d'un corps
glanduleux ?*

A la page 11 d'une *lettre relative au prix d'Argenteuil*, que M. L.
a publiée en 1847, il dit qu'il ne comprend pas les valvules musculaires : il ajoutait alors, et il répète aujourd'hui, qu'il est impossible
que les fibres musculaires qui passent au-devant de la prostate dans la
goutière qu'elle forme pour embrasser l'urèthre, *et qu'il nomme dilatatrices* du col, ne soient pas soulevées, lorsqu'a lieu le soulèvement
et l'expansion de la prostate (*Thérap.*, etc., p. 51). En expliquant
ainsi mes valvules musculaires, M . L. prouve qu'il ne les comprend pas
encore, et il me prête une absurdité. Quoi donc! j'attribuerais l'occlu-
sion permanente du col vésical à la contracture de ses fibres dilata-
tatrices !

Mais parlons en passant de ces fibres *dilatatrices* que M. L. dit
être « des fibres longitudinales et obliques internes de la vessie, se
prolongeant dans la gouttière prostatique (*loc. cit.*, p. 50) ». Il a écrit
en 1840, p. 31 de ses *Considérations anatomiques sur la prostate :*
« Si la prostate était traversée par des fibres musculaires, prolonge-
ment de la couche musculaire de la poche urinaire ; si, de plus, des
fibres *ayant la même origine*, s'étendaient *entre la muqueuse de l'u-
rèthre et le tissu de la glande*, comme le dit M. Cruveilhier, n'aurait-on
pas lieu de s'étonner, etc. ? » Bref, M. L. n'admettait pas de fibres entre
la prostate et la muqueuse uréthrale. Comment donc expliquer cette
conversion ? Le voici : J'ai publié, à la fin de 1840, les lignes suivantes :
« Immédiatement au-dessous de la muqueuse (vésicale), on trouve
un plan (musculaire) formé de fibres longitudinales très clair-semées.
Il prend son origine sur la paroi postérieure de la région prostatique
de l'urèthre. Les plus élevées commencent au-dessus du veru-mon-
tanum et montent en divergeant sur le bord postérieur du col... Arrivées dans la vessie, elles s'épanouissent sur toute la partie postérieure...
Sur les côtés du verum-montanum naissent d'autres fibres qui montent
obliquement de manière à tapisser toute la face interne des lobes latéraux de la prostate. Arrivées à la vessie, elles continuent leur marche
ascendante sur les faces latérales et antérieures de cet organe... (*Recherches sur les mal. des org. urin. des hommes âgés*, p. 61). » J'a-
joute, p. 79, que les fibres de ce plan tendent à éloigner les uns des
autres les bords de l'orifice de l'urèthre. » Si M. L. ne m'a pas copié,
j'avoue qu'une pareille similitude de description me parait difficile à
comprendre. Qu'il ne dise pas que c'est la description de M. Cruveilhier

la stagnation du sang dans le bassin, les autres succèdent presque toujours soit à une uréthrite chronique qui s'est fixée dans la région prostatique, soit à un rétrécissement de l'urèthre, soit à un calcul vésical, à toute cause, en un mot, capable d'exercer une irritation permanente sur le col de la vessie.

Les effets des valvules prostatiques ne se manifestent que dans un âge avancé, comme ceux des autres hypertrophies de la prostate. Ceux des valvules musculaires, au contraire, peuvent se produire dans l'âge le plus tendre ; elles commencent le plus souvent dans celui où l'on est le plus exposé aux blennorrhagies, et, lorsqu'on les observe dans la vieillesse, presque toujours leur début remonte à une époque déjà éloignée (1).

Les premières suivent ordinairement la mar-

qui a fini par lui ouvrir les yeux ; car, qu'il me soit permis de le dire, ce célèbre anatomiste est ici tombé dans l'erreur ; voici ses propres paroles : « On trouve au col vésical une couche *extérieure*, mince, formée par les fibres musculaires *longitudinales* de la vessie, et une couche *profonde*, très-épaisse, formée par les fibres circulaires de ce même organe. *Les unes et les autres semblent se continuer dans la portion prostatique du canal de l'urèthre.* (*Anat. descript.*, t. II, p. 714 ; 1834). » Il est évident que si les fibres longitudinales sont extérieures aux fibres circulaires, les premières ne peuvent dilater les secondes. M. Cruveilhier ne décrit nulle part les fibres *longitudinales internes*.

(1) Cette différence est capitale. Personne avant moi n'avait signalé des rétentions d'urine habituelles produites chez les jeunes gens par de simples déformations du col de la vessie sans rétrecissement de l'urèthre.

che lente des hypertrophies prostatiques : ce n'est que peu à peu que la rétention d'urine qu'elles produisent devient complète. Quelquefois même une difficulté plus ou moins grande à retenir ce liquide précède la dysurie (1) ; il n'y a pas de signes d'inflammation du côté de l'urèthre, et, s'il s'en manifeste, ce n'est, dans la plupart des cas, que consécutivement à la rétention d'urine (2).

Les valvules musculaires sont, au contraire, précédées des signes de l'irritation ou de l'inflammation qui leur ont donné naissance, puis la difficulté d'uriner se manifeste. Parfois celle-ci augmente graduellement jusqu'à la rétention complète ; mais le plus souvent elle offre, dans le principe, des phénomènes d'intermittence que l'on attribue presque toujours à des rétrécissements spasmodiques, et qui dépendent d'exacerbations que l'irritation éprouve, tantôt pour une

(1) Lorsque j'ai parlé d'incontinence, je n'ai jamais dit qu'elle fût nécessairement caractérisée par un écoulement involontaire d'urine ; j'ai rangé dans cette catégorie les cas où le col de la vessie lutte difficilement contre le besoin d'uriner, et où ce besoin doit être satisfait aussitôt qu'il se fait sentir. Si M. L. y eût fait attention, il se serait peut-être épargné une critique mal fondée (*Thérap.* , etc. , p. 79).

(2) M. L. a décrit comme signes du premier degré d'engorgement de la prostate des phénomènes d'irritation qui prouvent qu'il a confondu cette maladie avec les valvules musculaires (*Lettres, Mém.* , etc., p. 118). Mais qu'importe ? il n'y regarde pas de si près : « Je coupe, dit-il, ce qui fait obstacle au cours de l'urine, valvule, bourrelet ou tumeur, sans trop m'attacher au diagnostic différentiel (*Thérap.* , etc. , p. 68). » J'aime à croire, pour ses malades, qu'il n'agit pas tout à fait comme il le dit.

cause, tantôt pour une autre. Dans quelques cas, ces valvules se compliquent d'un spasme des muscles qui agissent sur la portion membraneuse, et alors il n'est pas rare de voir le malade laisser échapper quelques gouttes d'urine un certain temps après avoir uriné. J'ai longtemps cherché l'explication de ce phénomène, qu'il ne faut pas confondre avec l'incontinence, et j'ai reconnu à la fin que ces quelques gouttes avaient été tout simplement arrêtées dans la région prostatique par l'obstacle qu'elles avaient rencontré dans la région membraneuse.

Les signes physiques des deux espèces de valvules sont à peu près les mêmes : ils se tirent de l'obstacle que le talon de mon cathéter explorateur rencontre au col de la vessie, et de la possibilité, lorsqu'on est parvenu dans cet organe, de faire circuler son bec tout autour du col, sans être obligé de lui imprimer des mouvements

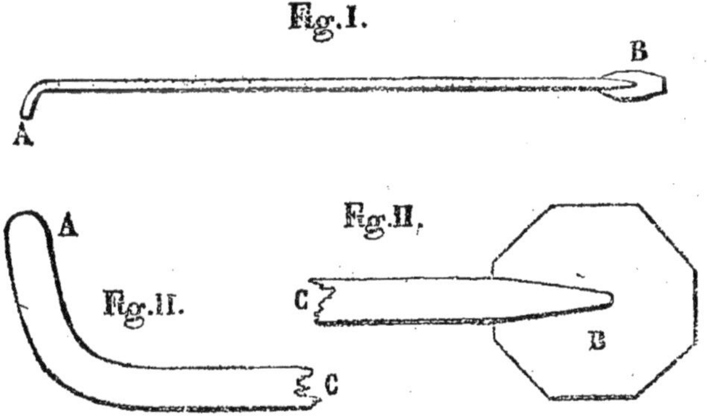

d'ascension, comme il faudrait le faire si l'on rencontrait une tumeur (1).

(1) M. L. dit que personne n'avait cherché, avant lui, à explorer avec une sonde le col de la vessie : voilà, il faut en convenir, une étrange assertion ! Est-ce que tous les auteurs, au contraire, n'ont pas parlé d'une résistance rencontrée au col de la vessie comme signe de ces obstacles ? Que M. L. ait fait mieux qu'eux à l'aide de sa sonde à inclinaison, il ne m'a pas répugné de le dire, ainsi que le témoigne la phrase suivante : « M. Leroy imagina un instrument fort ingénieux, qui remplissait plusieurs indications (*Arch. de Méd.*, juin 1839). » M. L. a-t-il jamais imité cette franchise ? M'a-t-il jamais concédé que j'aie fait faire un pas quelconque à la science ? Tout ce que j'ai fait, c'était lui, lui, toujours lui. Je m'aviserais de soutenir qu'il est nuit en plein midi, que son premier mouvement serait de dire que c'est à lui que j'ai volé cette idée. Moi, au contraire, je qualifiais de *fort ingénieux* un instrument dont il avait emprunté le mécanisme au *redresseur uréthral* de MM. Meyrieux et Tanchou, et dont, *après les observations que je lui ai faites* (*loc. cit.*), il est forcé de dire aujourd'hui qu'il n'est applicable que comme moyen exceptionnel et dans un très petit nombre de cas.

« Habituellement, ajoute-t-il, j'agis comme j'agissais de 1828 à 1835, *avant d'avoir une sonde-à inclinaison*, c'est-à-dire que j'emploie la sonde exploratrice à courbure courte et brusque (*Thérap.*, p. 57). » Ainsi, il est bien entendu qu'avant 1835, M. L. n'avait pas la sonde à inclinaison. Il a adressé une communication sur ce sujet à l'Académie de médecine le 22 septembre 1835, et c'est au mois de juin 1836 que j'ai, dans une lettre adressée à l'Académie des Sciences, décrit une sonde coudée qui convient à tous les cas imaginables.

Mais, dit M. L., j'employais dès 1828 ma sonde à courbure courte et brusque, et cette sonde est la même que vous avez proposée en 1836. Voilà deux assertions que je vais examiner.

Quant à la première, elle ne repose sur aucune preuve. Il cite des mémoires lus en 1829 à l'Institut; mais de ces mémoires il ne produit aucune trace, et tous les comptes-rendus publiés par les journaux de l'époque sont unanimes dans leur silence au sujet d'un moyen d'exploration particulier. Il en appelle à Boyer, Dupuytren, Sanson, Breschet, Lisfranc et Blandin, sans doute parce qu'ils sont morts ; car il n'y a pas longtemps que ces deux derniers ne sont plus de ce monde, et, quoique la discussion actuelle remonte déjà à dix ou douze années, c'est la première fois que M. L. invoque leur témoignage. Enfin, qu'on juge à quelle pénurie de preuves il en est réduit : il cite (et c'est sa seule ci-

Cependant, ce moyen-là même nous fournit, dans bien des cas, des signes propres à faire

tation, lui qui a tant écrit) la phrase suivante extraite de la *Gaz. méd.* de 1852, p. 608 : « M. Leroy d'Étiolles vit le malade avec Dupuytren, et diagnostiqua *une tumeur de la prostate...* » (*Thérap.*, p. 53.) Eh quoi! voilà ce qui prouve qu'il employait un moyen de diagnostic spécial! une sonde particulière! Est-ce que Chopart, Desault, E. Home, Boyer ne dianostiquaient jamais d'engorgements de la prostate? Est-ce qu'on ne diagnostiquait jamais de pheumonie avant l'auscultation?

Puisque M. L. emprunte un extrait à la *Gazette médicale*, pourquoi n'a-t-il pas profité de l'occasion pour nous expliquer comment il se fait que le rédacteur de cet article, qui fait remarquer que le *diagnostic des tumeurs prostatiques est* D'ORDINAIRE TRÈS-OBSCUR, ne dise pas un mot du procédé que M. L. prétend avoir mis en usage? Comment se fait-il qu'il n'en soit pas plus question dans deux observations insérées dans la *Gazette médicale* de 1855, p. 580, où l'on parle néanmoins du toucher par le rectum? C'est que ces observations étaient nécessairement antérieures au 12 septembre, jour où elles ont été publiées, tandis que ce n'est que le 22 que la sonde à inclinaison a été présentée à l'Académie de médecine. Il est de la dernière évidence que, malgré ses assertions contraires, M. L. a présenté cette sonde à l'Académie aussitôt après en avoir eu l'idée, et qu'auparavant il faisait comme les autres, ni plus ni moins.

En second lieu, ma sonde coudée est-elle la même que celle à courbure courte et brusque de M. L.? Je pourrais me contenter de lui répondre qu'il n'a proposé la sienne que pour favoriser la recherche des calculs vésicaux (*De la Lithotripsie*, p. 34), et qu'en cela il n'a fait qu'imiter Tolet (*De la Lithotomie*, p. 78, année 1682) et Deschamps (*De la Taille*, t. I, p. 150), tandis que moi j'ai imaginé la mienne pour reconnaître les déformations du col de la vessie. D'un autre côté, mettant son texte et le mien en regard, je lui ai dit: « *Votre sonde ne ressemble pas plus à la mienne que* 17 *ou* 18 *lignes de bec ne ressemblent à* 6 *ou* 8, *et qu'un angle de* 45 *degrés ne ressemble à un angle de* 75 (*Gaz. méd.*, 1845, p. 639). » Pour compléter la démonstration, je donnais la figure que j'ai publiée de ma sonde (voir plus haut) et une copie de celle qu'il a représentée dans son traité de la *Lithotripsie*. Bien mieux, je mettais à côté de cette dernière, ainsi que je le fais ici, la copie de cette même sonde telle qu'il l'a figurée en 1840, c'est-à-dire quatre ans après la publication de la mienne, afin que les lecteurs pussent mieux juger si celle-ci ne ressemble pas plus à la mienne que la mienne ne ressemble à celle qu'il avait publiée en 1836. Malgré toutes

distinguer les deux espèces de valvules. Dans les premières, le cathéter arrive plus librement

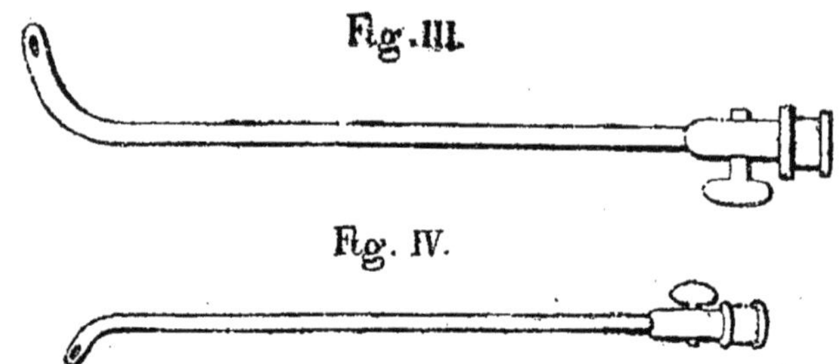

ces précautions, ou peut-être à cause d'elles, M. L. m'accuse *de ne pas agir loyalement (Thérap.*, p. 60)! « Je m'opiniâtre, dit-il, à ne pas tenir compte de sa description! » Mais que signifie donc la phrase citée plus haut, qu'on retrouvera à la page 367 de mes *Recherches sur les Maladies urinaires des hommes âgés*, à la page 175 de mes *Recherches sur les Valvules*, et à la page 114 de mes *Recherches sur les Retrécissement de l'urèthre?* Qu'on compare cette manière d'agir avec les pages 55 et 58 de la dernière brochure de M. L., où il parvient, à l'aide de *plus* et de *moins*, à trouver une ressemblance à peu près exacte entre deux sondes dont l'une, *d'après les textes*, a un bec de 17 ou 18 lignes avec un angle de 45 degrés, et l'autre a le bec de 6 à 8 lignes, et l'angle, mesuré comme le précédent, de 75 degrés, et qu'on dise qui, de cet auteur ou de moi, *agit déloyalement* dans cette circonstance.

Ne pouvant tenir plus longtemps sur ce terrain, M. L. en avisa un autre : « Je n'ai pas dit, ajouta-t-il, que ma sonde à inclinaison me servît habituellement comme telle; celle que j'ai proposée a un petit bec comme la vôtre, et, sans lui imprimer d'inclinaison, je m'en sers comme vous vous servez de la vôtre. » Mais, lui ai-je répondu, où avez-vous donc dit cela? J'ai beau consulter les divers comptes-rendus de l'Académie où vous avez lu votre communication, nulle part il n'est fait mention de cette manœuvre; or, comment supposer que les rédacteurs se seraient ainsi tous accordés pour passer la règle sous silence et ne parler que de l'exception? A cela point de réponse.

Mais voici que M. L. se prend lui-même dans ses propres filets; il est si difficile de ne jamais broncher quand on s'écarte du droit chemin! Il dit, page 57 de sa dernière brochure, que j'ai reconnu moi-même que, chez les sujets très replets, il est quelquefois impossible d'abaisser le pavillon de ma sonde pour que *son petit bec* parvienne dans la vessie et qu'une au col de la vessie que dans les secondes : il n'est pas aussi étreint à son passage dans la por-

sonde *à long bec* n'a pas besoin pour cela de descendre jusque dans l'axe du tronc. « Eh bien! ajoute-t-il d'un air triomphant, c'est pour échapper à ces difficultés que j'ai imaginé l'inclinaison (*Thérap.*, etc., p. 57). » Ainsi, monsieur L., votre sonde à inclinaison avait un long bec? Mais vous la représentez aujourd'hui (fig. 27) avec un bec très court? Vous dites qu'habituellement vous la faites circuler dans la vessie comme la mienne? Que croire? Ou bien elle avait un long bec et vous ne pouviez pas vous en servir comme je me sers de la mienne ; ou bien elle avait un petit bec, et alors elle n'était pas plus facile à introduire que la mienne. Ajoutons que pour que l'instrument puisse tourner en tous sens dans la vessie, il faut, quelle que soit la longueur de son bec, que le pavillon soit abaissé au même niveau. Il est dès lors prouvé que vos dangereuses complications sont d'une complète inutilité, et que vous avez, comme vous le dites, *cherché midi à quatorze heures*

Mais enfin il faut croire que les titres de M. L. à l'invention de ma sonde ne lui paraissent pas à lui-même parfaitement clairs, puisqu'il s'est efforcé plusieurs fois déjà de prouver que la courbure de cette sonde, courbure à laquelle j'attribue une importance majeure, ne lui permet pas de pénétrer dans la vessie. Fatigué d'entendre reproduire à toute occasion un argument si peu fondé, je me suis laissé aller à répondre : « Comment se fait-il que, dans le seul cas où nous avons pu employer sur le même sujet, vous vos sondes et moi la mienne, vous n'avez pu pénétrer malgré des tentatives longues et multipliées, tandis que moi j'ai pénétré comme par une porte cochère? M. Velpeau était présent. » Cette objection, je l'ai produite pour la première fois en 1844 (*Rech. sur les valv.*, etc., p. 176), et jusqu'à présent elle était restée sans réponse. Mais, dans sa dernière brochure, la veille même du jour où l'on croyait que le prix d'Argenteuil allait être décidé, où **M. L.** pensait pouvoir m'accuser de mensonge utilement et impunément, puisque je ne devais pas avoir le temps de prouver mon assertion, il me répond tout simplement que « c'est un roman fort peu historique, arrangé pour le besoin de la cause », il me donne le démenti le plus formel, et il jette même la suspicion sur le témoignage de M. Velpeau que j'aurais pu invoquer. Placé dans une telle perplexité, et n'ayant jamais donné à qui que ce soit le droit de me donner un démenti pareil, je me suis adressé au gendre même du malade, qui est un honorable fabricant d'Amiens, et voici ce que j'extrais de sa réponse :

«... Ce ne fut que quand M. Leroy d'Etiolles eut essayé en vain toutes ses sondes en provoquant les plaintes les plus aiguës du malade, à tel

tion membraneuse, et il permet d'apprécier d'une manière assez distincte la dilatation dont la ré-

point que je le priai même plus d'une fois de cesser ses tentatives, que M. Velpeau vous dit : « Essayez donc la vôtre, car nous ne savons pas ce « qu'il y a. » Cet essai se fit tellement bien que le malade, fatigué peut-être par ce qu'il venait d'endurer, parut se calmer pendant votre opération. Voilà ce que j'ai à dire sur un fait qui m'est resté tellement gravé dans la mémoire, que je l'ai raconté plusieurs fois depuis.

« *Signé :* GAMOUNET DEHOLLANDE. »

Maintenant, qui de nous a menti ?

Ainsi donc il est prouvé qu'il est non seulement possible, mais presque toujours facile d'introduire mon cathéter explorateur *sans déchirer le col de la vessie*, comme M. L. le suppose bénévolement (*Thérap.*, p. 59). D'un autre côté, la brusque courbure de cet instrument a-t-elle quelques avantages ? Voici ce que j'ai déjà fait connaître à M. L. et qu'il laisse sans réponse, comme il le fait toujours quand il s'agit de raisonner sérieusement :

« Parmi les affections que ces sondes sont destinées à reconnaître les plus communes assurément sont les valvules et les tumeurs qui se développent derrière le col de la vessie. On les reconnaît, ai-je dit, par la résistance qu'elles opposent au talon de l'instrument au moment de pénétrer dans la vessie. Or, si la sonde à faible courbure fait moins sentir cette résistance que celle dont l'angle est plus brusque, ne lui est-elle pas par cela même inférieure ? L'instrument le meilleur n'est-il pas celui qui donne l'idée la plus distincte de l'obstacle à apprécier ? Remarquons qu'en définitive cet obstacle se trouve également refoulé en arrière par les deux instruments, puisque, du moment qu'il a été franchi, le canal se trouve, dans les deux cas, traversé par une tige droite. Seulement, avec la sonde légèrement courbée, ce refoulement est graduel et presque insensible !pour l'opérateur, tandis qu'avec la sonde coudée il devient très-appréciable.

« Ce n'est pas tout encore.

« Lorsqu'arrivé dans la vessie, on fait circuler le bec tout autour du col, il faut, pour savoir si les bords de cet orifice présentent quelques inégalités, exercer constamment une traction légère sur le pavillon. Qu'arrive-t-il alors si la courbure est faible et graduelle ? La sonde tend constamment à redescendre dans l'urèthre, même quand son bec est tourné en arrière. C'est un inconvénient que j'ai observé plusieurs fois avec ma sonde avant que je fusse prévenu de cette possibilité ; à plus forte raison y est-on exposé avec celle de M. L... En tout cas, on n'est gion prostatique est souvent le siége ; dans la deuxième espèce, il provoque une douleur et des contractions bien plus vives que dans la première. Généralement, les valvules musculaires présentent, du côté de l'urèthre, une saillie plus abrupte que les prostatiques ; c'est ce que mon instrument permet encore quelquefois de sentir.

Je rappellerai, pour compléter ce diagnostic, ce que j'ai déjà dit des différences que ces maladies présentent quant à leur début et à leur marche.

jamais sûr du point par lequel celle-ci correspond au bord même du col de la vessie, et comment apprécier avec elle les différences de hauteur que les différents points de cet orifice peuvent présenter (*Gaz. méd.*, 1843, p. 641. —*Rech. sur les rétréciss.*, p. 122) ? »

Certes je ne m'étonne pas que la sonde de M. L. *ne lui fournisse pas des données tellement précises qu'il puisse se laisser guider par elle, et qu'il soit réduit à couper tout ce qui fait obstacle au cours de l'urine : valvule, bourrelet ou tumeur, sans trop s'attacher au diagnostic différentiel* (*Thérap.*, etc., p. 68). Dieu me garde d'agir ainsi en aveugle ! Je suis cependant loin de prétendre que le diagnostic ne puisse parfois offrir de l'obscurité : ces cas, je les ai indiqués avant que M. L. y eût même songé (voy. mes *Rech. sur les mal. urin. des hommes âgés*, p. 370).

En résumé, la sonde à inclinaison, qui a précédé de quelques mois ma sonde coudée, est, de l'aveu même de son auteur, un instrument fort imparfait, moi je dis inutile et dangereux.

Quant à ma sonde coudée, elle ne ressemble, ni pour la forme, ni pour la destination, à la sonde dite à courbure courte et brusque que M. L. avait empruntée, sans en rien dire, à Tolet ; car il est digne de remarque que M. L. critique, à la page même où il figure sa sonde, un passage de Deschamps où celui-ci parle de la sonde de Tolet (Deschamps : *De la Taille*, t. I, p. 210 et 230).

Celle dont il donne la figure depuis 1840 ne ressemble en rien à celle qu'il a représentée en 1836, et n'est qu'une copie défectueuse de la mienne.

Le pronostic est grave dans tous les cas, si l'on ne se hâte de rétablir le cours des urines. Néanmoins, à cet égard encore, il existe des différences.

En général, les valvules musculaires se compliquent bien plus rapidement de désordres du côté de la vessie et des reins que les valvules prostatiques, sans doute parce que, indépendamment de la dysurie qui existe dans les deux espèces, l'inflammation uréthrale qui a donné naissance aux premières, outre qu'elle indique une certaine prédisposition, n'a qu'à s'étendre à la vessie par continuité de tissu, tandis que, dans les secondes, il faut que la cystite se produise de toutes pièces.

D'un autre côté, les valvules prostatiques offrent au praticien plus de difficultés et moins de chances de guérison que les autres. C'est donc bien à tort que M. Leroy d'Étiolles a prétendu dernièrement que la distinction que j'ai établie est d'une importance secondaire. (*Thérap.* p. 52.)

Le traitement est palliatif ou curatif.

Le premier consiste dans l'évacuation de l'urine.

Les sondes, qu'elles soient métalliques ou en gomme élastique, doivent être fortement courbées, d'abord pour s'engager dans la courbure du canal qui, dans beaucoup de cas d'uréthrite, est grandement augmentée par le spasme ou la retraction des muscles qui agissent sur la portion membraneuse ; ensuite pour s'insinuer dans l'orifice uréthro-vésical, qui se trouve fortement porté en avant par la saillie de son bord postérieur.

Malgré cette précaution, il arrive encore souvent qu'on ne réussit pas, parce que c'est toujours par leur extrémité que les sondes à long bec se présentent à l'obstacle ; il n'est même pas rare qu'au lieu de l'affaisser, elles pénètrent dans son épaisseur : de là la fréquence des fausses routes au fond du bulbe, c'est-à-dire à l'entrée de la portion membraneuse, et dans la face uréthrale de la valvule (1).

J'ai donc proposé, pour les cas où ces fausses routes ont été pratiquées et même pour tous ceux où l'emploi d'une certaine force paraît devenir nécessaire, des sondes semblables à mon

(1) Voici ce que je lis dans la dernière brochure de M. L. : « Lorsque les bourrelets, valvules et tumeurs forment une barrière transversale et produisent un soulèvement à peu près uniforme du col de la vessie, les sondes à grande courbure, rigides et mieux encore flexibles, franchissent *très-bien* cet obstacle (*Thérap.*, p. 80). » Je puis mettre à la disposition de qui voudra les voir une quantité considérable de pièces anatomiques recueillies dans les hôpitaux, dans le service de chirurgiens très-habiles, sur lesquelles il n'y avait pas d'autre déviation du canal que celle de son orifice interne, et on verra que presque toutes portent des traces plus ou moins profondes de fausses routes dans le bord postérieur de cet orifice. Si la difficulté tenait surtout, comme le prétend M. L., à une déviation produite par le développement du centre de l'un des lobes latéraux, ce serait au-devant de ce développement, et non au delà, qu'auraient lieu les fausses routes. Or, celles-ci sont aussi rares dans le centre de la région prostatique qu'elles sont fréquentes au col de la vessie.

cathéter explorateur et munies d'un œil sur leur concavité, côté qui frotte le moins sur les parois du canal ; j'ai ajouté qu'avec un mandrin métallique et une sonde élastique ordinaire, on peut faire une sonde de ce genre, et qu'on peut même encore conserver une certaine flexibilité à cette sonde en choisissant un mandrin ténu, tel qu'un fil d'argent (1).

(1) Tout ceci se trouve indiqué, soit à la p. 301 de mes *Recherches sur les maladies urinaires des hommes âgés*, publiées en 1840, soit à la p. 189 de mes *Recherches sur les valvules*, publiées en 1844. M. L., qui jusqu'alors avait combattu la courbure de mes sondes coudées, en a néanmoins fait faire de tout à fait semblables en gomme élastique, et comme, pour pallier le plagiat, un nouveau nom se faisait vivement sentir, il les a appelées *crochues* (*Gaz. méd.*, 1845, p. 232). Nonobstant, je ne trouvai pas dans ces instruments le cachet d'une invention, et j'en revendiquai l'idée première, fondé sur ce que, d'une part, j'avais le premier fait sentir l'utilité d'une pareille courbure pour le cathétérisme dans les cas de valvules ou de tumeurs du col de la vessie (*Recherches sur les maladies urinaires des hommes âgés*, p. 317, 1840), et sur ce que, d'autre part, j'avais écrit : « On pourrait avec beaucoup d'avantage leur imprimer (à des sondes élastiques droites) une courbure à l'aide d'un petit mandrin tel que le fil d'argent dont on se sert pour désobstruer les algalies. La sonde, ainsi courbée, franchit plus facilement la valvule et n'a pas assez de raideur pour léser ou froisser les parties (*Recherches sur les valvules*, p. 189, 1844). » Je croyais avoir ainsi émis les deux idées de *courbure courte et brusque* et de *flexibilité;* je croyais qu'il était naturel de penser que, quand je courbe une sonde élastique, je lui donne instinctivement la courbure que je préfère pour le cas particulier où je l'emploie. D'ailleurs, j'avais dit, dès 1840, qu'avec une sonde élastique et un fil de fer, on peut faire une sonde coudée (*Recherches sur les maladies urinaires*, p. 366). Malgré cela, M. L. a voulu prouver que je n'ai jamais songé à donner qu'une grande courbure aux sondes élastiques, et voici comment il s'y est pris : « M. Mercier, dit-il dans un livre publié en 1844, avait écrit : *Quand on manque de sonde à* GRANDE *courbure naturelle, on peut y suppléer* PAR UN MANDRIN *très mince* (*Gaz. méd.*, 1845, p. 533). » Quand on lit cette phrase écrite, comme je viens de la reproduire, partie en italiques, partie

Les sondes de cette forme m'ont rendu de grands services ; cependant, elles ne sont pas

en majuscules, croirait-on qu'elle est tout entière de la fabrique de M. L., qu'elle n'est qu'un travestissement de celle que je viens d'extraire de mes *Recherches sur les valvules*, et que nulle part je n'ai parlé de GRANDE *courbure ?* Voilà ce que j'ai appelé, dans le *Résumé de mes travaux*, une *substitution d'idée ;* et quand M. L. me fait appliquer ces mots à ses moyens de discussion au sujet de l'exploration du col de la vessie par des sondes à petit bec (*Thérap., etc.*, p. 60), il commet tout simplement encore ce que, dans son style, on appellerait une déloyauté.

Les observations précédentes ont été déjà soumises à M. L. Voy. *Gaz. méd.*, 1845, p. 641); ce qui ne l'empêche pas de reproduire aujourd'hui toutes ses prétentions. Il assure : 1º que la fabrication des sondes coudées en gomme a précédé la publication de mon premier volume ; 2º que l'extrait que j'ai cité plus haut de mon ouvrage sur les valvules se rapporte à la sonde à grande courbure et non à la sonde coudée ; 5º que la sonde droite en gomme, rendue courbe par un fil d'argent (et non par une tige de fer, comme il le dit, sans doute *pour le besoin de sa cause*), ne remplace pas la sonde fabriquée *ad hoc.* (*Thérap.*, p. 82).

Encore un mot sur ces différents points :

1º. Il n'y a pas moins de quinze ans que M. L. dit avoir démontré l'utilité des sondes coudées flexibles. Mais où est la preuve de ce qu'il avance ? Lui qui a publié tant de petites notes, tant de petits mémoires, qu'il en cite un seul où il ait parlé de ces sondes avant 1845 ! Il n'a pas même trouvé, parmi tous les travaux réels ou fictifs qu'il dit avoir présentés aux diverses Académies, il n'a pas trouvé un seul titre sous lequel il puisse colloquer aujourd'hui ses sondes crochues !

2º. Je ne reviendrai pas sur le passage que M. L. a si bien travesti ; mais ce n'est pas le seul où j'aie exposé mes idées. Ayant eu, dans un autre ouvrage, occasion de parler du cathétérisme dans les déviations de l'urèthre à la région membraneuse et au col de la vessie, j'ai dit : « On doit toujours commencer avec une sonde flexible à courbure fixe, ou bien avec une sonde élastique droite, *mais courbée assez fortement* A SON EXTRÉMITÉ *à l'aide d'un mandrin (Gaz. méd.*, 1845, p. 87, et *Recherches sur les rétrécissements*, p. 18). » Pour qui se donnera la peine de suivre la filière de mes idées sur les déviations en question, ce passage ne présentera pas la moindre incertitude. Je conseille d'abord la sonde élastique à courbure fixe, parce qu'elle suffit souvent alors, et que, lorsqu'elle réussit, elle fait moins souffrir le malade que toute autre.

sans inconvénients. Pour qu'elles arrivent à la vessie, il faut abaisser leur pavillon presque dans

Supposera-t-on que, dans le second membre de phrase, il est encore question d'imprimer une grande courbure à une sonde élastique? Mais j'aurais dit tout simplement *fortement courbée*, et je n'aurais pas ajouté A SON EXTRÉMITÉ. J'ai dit ensuite : « Si l'on ne peut parvenir dans la vessie, on réussira presque infailliblement à l'aide de ma sonde *coudée* maniée d'après les règles que j'ai indiquées. » C'est qu'en effet parfois la contracture est telle qu'on est obligé d'employer une certaine force, et alors la sonde coudée flexible n'offre ni assez de résistance, ni assez de poli. Or, ces phrases se trouvent page 87 de la *Gazette médicale* de 1845, tandis que la note de M. L. n'a été publiée pour la première fois qu'à la page 231 du même volume. Y aurait-il même témérité à supposer que c'est mon travail qui lui a suggéré l'idée du sien? Il dira que ma phrase aurait pu être encore plus explicite : j'en conviens, mais deux causes ont empêché qu'elle ne le soit davantage : la première, c'est qu'après avoir, depuis tant d'années et dans tant de circonstances, fait connaître mes idées sur ce sujet, je n'ai pas même songé qu'il y eût au monde un esprit assez subtil pour trouver moyen de se les approprier; la seconde, c'est que je ne tiens pas dans ce cas, comme lorsqu'il s'agit d'exploration, à ce que la courbure soit brusque et à ce que l'angle ait précisément tel degré d'ouverture. J'en donnerai incessamment la raison.

3° M. L. dit qu'une sonde courbée à l'aide d'un fil d'argent ne remplace pas celle qui a été fabriquée *ad hoc* : moi, je dis au contraire que c'est celle-ci qui ne remplace pas la première. Et, en effet, il n'est pas rare qu'une valvule du col de la vessie se rencontre avec un rétrécissement de l'urèthre. Prendra-t-on alors une sonde coudée d'un très-faible diamètre? Mais alors, le bec marchant presque en travers du canal, éprouvera une résistance supérieure à la raideur de la tige, et, se courbant de plus en plus, il tendra plutôt à revenir vers le méat qu'à s'engager dans le rétrécissement. Supposons même qu'il le traverse et que le talon se présente à l'obstacle : la sonde aura-t-elle assez de force pour le soulever? Si l'on se sert d'une sonde droite, on n'éprouve pas ces embarras, il suffit de la couder avec un mandrin convenable.

La sonde coudée en gomme élastique est-elle au contraire très-forte, elle ne pourra servir s'il y a complication de rétrécissement; elle a d'ailleurs trop peu de flexibilité pour se prêter aux sinuosités du canal, tandis qu'elle n'est pas assez rigide pour que la main ait la sensation distincte des obstacles qu'elle rencontre, et qu'elle puisse la guider en l'axe du tronc, et cette manœuvre est pénible chez quelques malades, soit à cause de leur em-

conséquence. En cas pareil, la sonde métallique est bien préférable : on la guide plus sûrement, elle glisse beaucoup mieux.

Il n'y a donc qu'une sonde d'un médiocre volume qui ait cette flexibilité que vante M. L. Mais a-t-on affaire à une valvule ou à une tumeur pressée fortement contre le col par l'urine qui distend la vessie et fait effort pour sortir, cette sonde sera tout à fait impuissante et fléchira. Mais, dit M. L., ce n'est pas au col qu'on rencontre des difficultés, c'est au centre de la région prostatique, quand le canal est dévié par l'hypertrophie de l'un des lobes latéraux (*Thérap.*, p. 80). Employer une sonde coudée flexible dans ces cas, c'est la négation de toute espèce de raisonnement. J'ai démontré qu'alors le canal, en le supposant coupé perpendiculairement à son axe, représente une fente antéro-postérieure en forme de (, au lieu de la forme | qu'elle a naturellement. Les parois antérieure et postérieure, correspondant aux extrémités de cette courbe, n'ont point ou presque point changé de direction, et ce n'est qu'à mesure qu'on se rapproche du sommet de la tumeur formée par le lobe engorgé que la déviation devient de plus en plus marquée. Quelle est donc là conduite la plus logique en pareil cas? C'est de suivre les points les moins déviés, c'est-à-dire la paroi postérieure, ou, mieux encore, l'antérieure, qui ne présente pas, comme la précédente, le veru-montanum et la saillie du bord postérieur du col de la vessie. Une sonde courbe à grand bec est donc ce qui convient le mieux dans ces circonstances. Mais, au lieu d'agir ainsi, M. L. prend précisément une sonde dont le bec se présente en travers à la tumeur : n'est-ce pas se créer comme à plaisir des difficultés? Moi aussi j'ai conseillé l'emploi d'une sonde coudée dans ces sortes de déviations, mais c'est comme méthode exceptionnelle, quand les autres n'ont pas réussi, et alors je me sers d'une sonde métallique, non pas dans le but d'aplanir les difficultés, mais de les vaincre et de refouler la tumeur sans danger de faire fausse route, puisque ma sonde se présente à elle par le dos de son bec.

Et d'ailleurs, pourquoi M. L. a-t-il donné à ce qu'il appelle ses sondes un talon et un angle absolument semblables, comme il le dit lui-même, à ceux de mon cathéter explorateur? J'ai soutenu que cette forme vaut mieux pour l'exploration, mais je n'ai jamais dit qu'elle rendît l'introduction de l'instrument plus facile. Il est certain que si le talon était un peu plus arrondi, il serait moins arrêté, il glisserait mieux sur la saillie du col de la vessie, et que si l'angle était un peu plus ouvert, le bec serait moins exposé à buter et à s'infléchir, quand il est flexible, bonpoint, soit à cause de la brièveté du ligament suspenseur de la verge, surtout quand la vessie, considérablement distendue, remonte dans l'abdomen, comme l'utérus à une certaine période de la grossesse, et entraîne la prostate en haut et en avant. Aussi, existe-t-il alors un obstacle derrière le col de la vessie, il est presque impossible de porter le bec de l'instrument assez en avant pour qu'il s'insinue entre cet obstacle et le bord antérieur : on peut réussir, mais c'est uniquement par le refoulement de l'obstacle en arrière.

Quand il s'agit d'explorer la vessie ou son col, il faut que la tige de l'instrument soit droite pour pouvoir tourner sur son axe dans le canal, et pour que le bec puisse être porté dans tous les sens. On doit donc, en raison des grands avantages qu'on retire de ce mode d'exploration, ne pas tenir compte des quelques difficultés qu'on rencontre quelquefois, et qu'on peut d'ailleurs, dans la plupart des cas, amoindrir, en se mettant, autant que possible, dans les conditions les plus favorables pour agir.

Mais quand il faut évacuer une vessie douloureusement distendue, on n'est plus maître de

devant les obstacles. Avec une sonde droite et un fil d'argent, je me trouve en mesure de varier selon les exigences, tout en conservant le principe. M. L. se vante d'avoir pénétré, avec les sondes qu'il figure, dans des cas où d'autres n'avaient pu le faire ; je le conçois sans peine ; j'ai bien réussi, ainsi qu'on l'a vu plus haut, dans un cas où il avait échoué, et avec une sonde que je regarde moi-même comme un peu plus difficile à introduire que celles dont il se servait.

choisir son temps. Et d'ailleurs, puisqu'il suffit de
pénétrer dans la vessie, pourquoi ne pas éviter des
souffrances au malade, quand on le peut? Pour
cela, il m'a suffi d'imprimer une seconde courbure à ma sonde coudée, comme on le voit dans

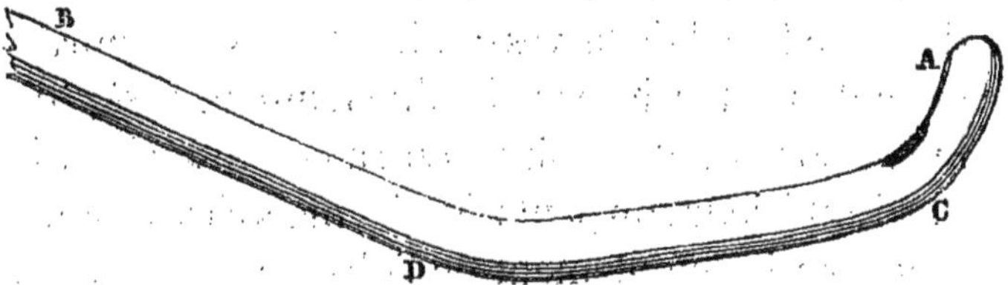

la figure ci-jointe : un talon plus arrondi, un bec
un peu plus court, sont des modifications d'une
importance secondaire.

A l'aide de ce changement, j'ai conservé tous
les avantages de ma sonde coudée. La nouvelle
courbure permet au bec de se présenter par son
dos à l'obstacle, sans qu'on soit obligé d'abaisser
le pavillon plus fortement que lorsqu'on se sert de
l'algalie ordinaire ; basculant sur cette nouvelle
courbure, ce bec va en quelque sorte chercher
derrière la symphyse pubienne l'hiatus à travers
lequel il doit s'insinuer, avantage qui doit être
surtout apprécié, quand il y a cette ascension de
la vessie dont je parlais il n'y a qu'un instant.

Qu'on ne s'imagine pas pouvoir remplir les
mêmes indications avec une algalie fortement
courbée. Pour que celle-ci se présentât de la
même manière à l'obstacle, il faudrait, entre la
paroi antérieure de la région prostatique qui se-

rait en rapport avec le bec et la paroi postérieure qui serait déprimée par la convexité, un écartement beaucoup plus grand que ne l'exige ma sonde bi-coudée (1).

Lorsque, pour une raison quelconque, le cathétérisme ne peut pas être pratiqué, il ne faut pas encore désespérer de pouvoir donner cours à l'urine par la voie naturelle, tantôt en combattant l'inflammation à l'aide de sangsues au périnée, de bains, de cataplasmes, de vésicatoires ; tantôt en s'adressant au spasme lui-même, à l'aide d'applications très-froides ou très-chaudes, d'antispasmodiques et même de narcotiques donnés par la bouche et surtout par l'anus, etc. Les pédiluves et les sinapismes aux membres inférieurs, qui ont fourni quelques succès, agissent probablement comme dérivatifs et antispasmodiques,

(1) Avec une sonde droite de gomme élastique et un mandrin métallique, flexible ou non, suivant les circonstances, on peut faire une sonde de ce genre. Je dois prévenir toutefois, comme je l'ai déjà fait pour la sonde à un seul coude (*Rech. sur les rétréciss.*, p. 67), que quand on se sert d'un mandrin très-flexible, on doit lui imprimer des courbures plus fortes que celles qu'on veut obtenir, par la raison que la sonde tend toujours plus ou moins à se redresser. Cette même élasticité tend également à confondre les deux courbures ; aussi est-il bon, pour maintenir la rectitude de la portion qui les sépare, d'imprimer à la portion correspondante du mandrin une légère courbure saillante du côté de la concavité, de sorte que le mandrin se rapproche de la forme d'un Σ à angles arrondis, surtout celui du milieu. Ces sondes me réussissent parfaitement ; je dirai cependant, pour épargner à M. Leroy d'Etiolles le travail d'un nouvel enfantement, qu'on pourrait fabriquer des sondes bi-coudées en gomme élastique.

On comprend que si l'on a affaire à une valvule prostatique sans complication, ces moyens n'ont qu'une efficacité très douteuse (1).

(1) Il y a un an environ, M. J. F. Miquel a publié un Mémoire intitulé : *De l'emploi des lavements astringents et opiacés dans l'inflammation et le gonflement chroniques de la prostate* (*Revue méd.-chir.*, t. V, p. 21 ; 1859). L'auteur commence par faire ressortir l'influence des hémorrhoïdes sur ces affections, et il en conclut que l'introduction de topiques fortement astringents et opiacés dans le rectum constitue un moyen puissant de les guérir. Mais s'agissait-il, dans les cas cités par lui, d'inflammation et de gonflement chroniques de la prostate? C'est ce que je me suis permis de révoquer en doute dans un travail publié quelques mois plus tard (*ibid.*, p. 351) et dont voici le résumé :

M. Miquel commence par rappeler l'histoire d'un petit garçon de deux ou trois ans, affecté de diarrhée habituellement et présentant tous les signes de calcul vésical. Des lavements amidonnés et opiacés firent cesser non seulement la diarrhée, mais encore les accidents urinaires, et depuis vingt ans il n'a rien ressenti. Est-ce à cet âge que les gonflements prostatiques se manifestent ? est-ce là la marche qu'ils affectent? Dans les sept autres observations dont se compose ce mémoire, il est question d'hémorrhoïdaires affectés de rétention d'urine plus ou moins marquée, et chez quelques-uns complète, accidents qui se calmèrent, dans la plupart des cas, en quelques jours, sous l'influence de quarts de lavements contenant 1 gramme d'extrait de ratanhia et 8 gouttes du laudanum de Rousseau.

En vérité, quand on voit la rétention d'urine céder si rapidement à l'emploi de quelques quarts de lavement, est-il permis de croire que c'est parce que ceux-ci ont diminué le volume de la prostate? n'est-il pas plus probable, au contraire, qu'il y avait, tantôt comme maladie principale, tantôt comme complication d'un engorgement de la prostate , un spasme des fibres musculaires qui ferment le col de la vessie ?

Or, j'ai dit moi-même que ce spasme, que je regarde comme le premier degré des valvules musculaires, n'a quelquefois d'autre cause que des hémorrhoïdes, et j'en ai fourni des exemples (*Rech. sur les valv.*, etc., p. 62 et 96). Je cite plus loin des fissures et d'autres maladies du rectum qui ont produit le même résultat, et il est facile de voir, par l'âge des sujets , et même par le sexe de l'un d'eux, la malade opérée par M. Coulson, qu'il était impossible de supposer chez eux un gonflement chronique de la prostate. Plus loin encore, je dis que quand le spasme du col de la vessie est dû à une affection du rectum, *il faut combattre*

On a conseillé, pour les cas où il y a urgence d'ouvrir aux urines une issue artificielle, de pénétrer dans la vessie à travers l'obstacle ; mais cette manière de faire a aussi été proposée comme traitement curatif : j'y reviendrai.

J'arrive maintenant au traitement curatif.

Quand on a affaire à une valvule prostatique, je persiste à croire que tous les fondants et les astringents imaginables sont de nulle valeur : il faut nécessairement recourir aux moyens chirurgicaux dont je parlerai dans un instant. Les antiphlogistiques ne pourraient être de quelque

---

la cause (*ibid.*, p. 197), et après avoir cité comme moyens de traitement les antiphlogistiques, les révulsifs sur le périnée, etc., etc., j'ajoute qu'on pourra y joindre *avec avantage* l'emploi des opiacés, de la belladone, de la jusquiame administrés par la bouche, *par l'anus*, ou même en frictions sur le périnée (*ibid.*, p. 192).

On voit que mes remarques concordent en tous points avec les observations de M. Miquel ; seulement j'ai cru donner à celles-ci plus de valeur en leur donnant plus de précision. Mais, bien que ma critique eût été présentée avec tous les égards possibles, et qu'en citant des extraits de mes *Recherches*, il fût évident que je n'avais d'autre but que de signaler l'analogie de ses faits avec les miens et de corroborer mon interprétation, il me répondit par une lettre qui prouve au moins peu de tolérance pour la critique (*même Revue*, t. VI, p. 127). Relativement à quelques observations où je n'avais pas nié la présence d'un gonflement de la prostate, M. Miquel me dit: « Je n'ai qu'une réflexion à vous suggérer : c'est qu'il y a là matière à une découverte, puisque le gonflement peut être la cause du spasme ; alors il est la cause de sa cause, si votre théorie est juste. » Mais où ai-je dit, s'il vous plaît, que le spasme fût cause du gonflement ? Voici tout simplement mon opinion : dans quelques circonstances, un gonflement de la prostate existe sans déterminer une rétention d'urine complète ; mais qu'alors une inflammation ou une exacerbation de l'inflammation préalablement existante survienne pour une cause quelconque, le spasme s'ajoute au gonflement prostatique et le cours de l'urine s'arrête complétement.

utilité que s'il existait une complication inflammatoire.

Mais lorsqu'il s'agit d'une valvule musculaire
au premier degré, on a beaucoup d'espoir de la
guérir en faisant disparaître sa cause, que ce soit
une inflammation ou un retrécissement de l'u-
rèthre, un calcul de la vessie, des hémorroïdes
ou toute autre affection du rectum, etc. Je n'ai
rien à changer à ce que j'ai dit à ce sujet (1);
mais j'ai quelque chose à ajouter relativement à
l'emploi des injections caustiques.

Un charlatan du siècle dernier, nommé Dibon, a conseillé de traiter les écoulements viru-
lents de l'urèthre ou du vagin par des injections
contenant 4 grammes de sublimé corrosif pour
125 grammes d'eau. (Voy. *Mal. vén.* d'Astruc;
trad. franç. de 1755, t. II, p. 396.) Ces injections étaient tombées sous le coup d'une répro-
bation générale et étaient complétement oubliées,
lorsque M. Carmichaël, chirurgien en chef de
l'hospice des vénériens de Dublin, proposa des

(1) M. Beniqué a soutenu dernièrement que tous les écoulements
chroniques de l'urèthre étaient entretenus par des rétrécissements, et
il s'appuyait sur l'utilité des bougies dans leur traitement (*Gaz. méd.*,
1848, p. 575). Mais, pour démontrer ce que cette sorte de loi a de trop
absolu, il m'a suffi de rappeler, d'une part, que depuis longtemps on a reconnu les bons effets des bougies dans les inflammations chroniques de
l'urèthre sans rétrécissement, et, d'autre part, que ces inflammations
provoquent souvent dans les parties profondes du canal, et principale-
ment au col de la vessie, des contractions spasmodiques que beaucoup
de chirurgiens prennent à tort pour des rétrécissements organiques
(*ibid.*, p. 727).

injections de 50 centig. de nitrate d'argent pour
30 grammes d'eau contre la blennorrhagie. D'un
autre côté, M. Daniel, de Cette, ayant à traiter
un malade affecté de blennorrhagie chronique
avec pertes séminales et catarrhe de la vessie, et
ne pouvant introduire dans la partie profonde
de l'urèthre un instrument métallique, à cause de
la contracture dont ce canal était le siége, eût
l'idée d'injecter dans la vessie une solution contenant 70 et 80 centigr. de nitrate d'argent pour
32 grammes d'eau distillée, et un succès com-
plet couronna sa hardiesse. (*Journ. de la Soc.
de méd. prat. de Montpellier*, 1841. — *Journ.
des conn. méd.-chir.*, mai 1842, p. 206.) Mais
c'est surtout M. Debeney qui remit en honneur
les injections caustiques. Sa formule était la
même que celle de Dibon; seulement, il subti-
tua, comme M. Daniel, le nitrate d'argent au
deuto-chlorure de mercure. (*Mém. sur le traitement abortif de la blennorrhagie, etc.*, 1843.)
Quoique ces sels aient beaucoup d'analogie dans
leur action sur les tissus, cependant je préfère
en général le nitrate d'argent, qui m'a semblé
moins douloureux. Néanmoins, l'autre m'a
réussi dans quelques cas où le nitrate d'argent,
sous les formes solide et liquide, avait été sans
effet, et il n'a pas d'ailleurs, comme celui-ci,
l'inconvénient de tacher en noir tout ce qu'il at-
teint. On peut donc les substituer l'un à l'autre,
suivant l'exigence des cas. Je dois prévenir que,

pour dissoudre complétement le sel mercuriel, il faut ajouter une certaine quantité d'alcool.

J'emploie les injections de nitrate d'argent parfois dans les inflammations aiguës et très-souvent dans les inflammations chroniques de l'urèthre et de la vessie. J'ai porté la dose du sel jusqu'à 3 grammes pour 30 grammes d'eau, et un étudiant anglais auquel je donnais des soins en a poussé la proportion jusqu'à 5 grammes sans mon assentiment : il n'en résulta aucun accident. J'emploie ce procédé toutes les fois que l'inflammation chronique occupe plusieurs points ou toute l'étendue du canal et surtout la vessie, et je réserve le caustique solide pour les cas où la région profonde de l'urèthre est seule malade. A l'aide de ces moyens, j'ai guéri beaucoup d'uréthrites locales. Celles où quelque vice général entre comme cause ou comme complication, sont ordinairement très-rebelles ; cependant, même alors, la cautérisation peut devenir utile ; c'est lorsque le canal est le siége d'une irritabilité très-grande, de douleurs formicantes désagréables : il en résulte presque toujours un amendement sensible, et bien des fois c'est le seul moyen d'amener le canal à tolérer le passage des instruments.

Il est probable que Carmichaël ne portait pas ses injections dans la partie profonde de l'urèthre. M. Debeney les pousse au delà, mais par un procédé qui me semble bien imparfait : il remplit la région spongieuse, ferme l'orifice externe, et presse ensuite le canal d'avant en arrière, pour forcer le liquide à s'engager dans la partie profonde. Moi, je fais d'abord uriner le malade, après quoi j'introduis une petite sonde élastique, ouverte à ses deux bouts, jusque dans la vessie. Si je ne veux pas agir sur cet organe, j'y introduis une certaine quantité d'eau tiède par la sonde, et je retire celle-ci dans la région prostatique ; elle me sert à pousser le liquide caustique avec une extrême lenteur, en même temps que je la retire avec une lenteur égale. Ce liquide passe alors bien plus facilement dans la vessie qu'il ne revient au dehors. Si cet organe contient un liquide, le caustique s'y mêle et n'exerce pas d'action marquée sur ses parois ; si, au contraire, il est parfaitement vide, la solution agit sur lui comme sur l'urèthre. Je continue de retirer l'instrument, et, sitôt que son bec est arrivé dans le bulbe, le liquide ne passe plus audelà ; il remplit et distend la région spongieuse où je recommande de le faire séjourner aussi longtemps que possible. Pendant cette manœuvre, le malade comprime fortement le méat sur la sonde.

On peut encore 'essayer les injections iodées dont j'ai déjà parlé à propos de l'inflammation chronique de la vessie (*Rech. sur les valv.*, p. 314).

Je ne ferai que citer ici une sonde métallique ouverte à ses deux bouts et légèrement courbée à son extrémité interne, sonde qui me sert à porter des pommades ou des poudres médicamenteuses à l'aide d'un mandrin élastique formant piston.

Enfin, je rappellerai que quelquefois la douleur, quoique résultant d'une inflammation permanente, prend une forme névralgique et se manifeste par accès plus ou moins rapprochés, plus ou moins irréguliers. Dans ces cas, le sulfate de quinine fait habituellement merveille.

Quatre méthodes chirurgicales seulement sont applicables au traitement direct des valvules ; ce sont : la compression, la dilatation forcée, l'incision et l'excision.

La *cautérisation* peut quelquefois réussir dans les cas de valvules musculaires ; mais ce n'est qu'en amortissant l'inflammation et non pas en produisant une perte de substance. Pour arriver à ce dernier résultat, il faudrait des caustiques plus puissants que ceux qu'on emploie dans ces circonstances, et ce ne serait pas alors sans de grands dangers. Proposer la cautérisation contre les valvules prostatiques, comme le fait encore aujourd'hui M. Leroy (*Thérap.*, p. 75), c'est avouer qu'on ne l'a jamais essayée, ou qu'on ne s'est jamais donné la peine de réfléchir sur ses résultats.

M. Leroy conseille encore la *perforation* de l'obstacle (*ibid.*, p. 83), opération qui fut pratiquée par Lafaye sur Astruc, et qui a été proposée comme cure radicale par Stafford, en Angleterre, et par M. Cruveilhier en France. Pour moi, je n'approuve pas cette manière de faire, et voici ma raison : Malgré toute l'adresse et l'attention imaginables, il est presque impossible de faire la perforation en ligne droite, de l'urèthre vers la vessie, soit parce que l'instrument n'est pas poussé tout à fait suivant cette direction, soit parce que, à mesure qu'on l'enfonce, l'obstacle se soulève et change de position ; aussi, la même raison qui empêche l'urine de refluer dans les uretères, empêche ce liquide de s'écouler à travers l'ouverture oblique résultant de la perforation. On dit qu'on a vu l'écoulement de l'urine se rétablir après des opérations de ce genre : c'est vrai ; mais, dans les observations que je connais, ce n'est qu'au bout d'un certain temps que ce phénomène a eu lieu, et je suis convaincu que c'est par l'ouverture naturelle, et non par l'artificielle, que l'urine a coulé. Est-ce que nous ne voyons pas tous les jours une amélioration semblable après le passage d'une ou plusieurs sondes? Est-ce que, d'autre part, nous ne voyons pas tous les jours des fausses routes involontaires absolument pareilles à la perforation qu'on propose de faire de propos délibéré, et cela sans le moindre résultat favorable? Je conviens qu'en général ces perforations ne sont pas immédiatement dangereuses ; mais elles n'en doivent pas moins être soigneusement évitées, parce que, si le malade ne recouvre pas la faculté d'uriner et qu'il soit réduit à s'introduire la sonde chaque fois que le besoin s'en fait sentir, elles deviennent une source de difficultés qui finissent par amener des conséquences fatales. Combien de fois ne voit-on pas une fausse route prostatique, unique du côté de l'urèthre, aboutir à la vessie par deux ou trois embranchements !

Mon procédé de cathétérisme forcé avec la sonde coudée m'a constamment réussi jusqu'à présent. Mais si j'étais obligé de vider la vessie par une ponction, je le ferais, suivant le cas, par l'hypogastre ou par le rectum.

La *compression* est une méthode ancienne ; on la pratiquait en laissant à demeure des sondes volumineuses. J'ai démontré que ces instruments agissent puissamment, que non seulement ils dépriment les obstacles, mais encore qu'ils les ulcèrent de manière à dégager le col de la vessie ; et si cette méthode a de graves inconvénients, c'est à mes travaux qu'on en doit la démonstration. (Voy. mon *Mém. sur les infl., ulcérat. et fist. de l'urèthre produites par le séjour des sondes dans ce canal,* dans le *Journal des Conn. méd.- chir.;* avril 1840, p. 143.) Physick et M. Leroy (1), en substituant à cette compression pro-

(1) M. L., qui veut bon gré malgré avoir inventé la compression, dira sans doute que les auteurs n'ont pas expliqué l'action des sondes comme je le fais, et que je n'agis ainsi que *pour les besoins de la cause;* aussi

longée, des procédés qui consistent à agir momentanément, mais avec plus de force (Voy.
Rech. sur les valv., p. 242), ont enlevé à la
compression ses inconvénients ; mais il lui ont ôté
en même temps une grande partie de ses avantages. Ils n'ulcèrent pas, ne détruisent pas l'obstacle, il ne font que l'affaisser ; aussi, celui-ci ne
tarde-t-il pas en général à reprendre sa première place et à reproduire la dysurie. Ce n'est
donc qu'un palliatif. On a beau mettre, comme
le veut M. Leroy, un corps étranger dans le
rectum, et comprimer ainsi le bord postérieur du
col de la vessie entre ce corps et l'instrument
passé par l'urèthre, on ne peut prolonger un
pareil mode de compression assez longtemps
pour produire une véritable atrophie ; on n'ar-
riverait ainsi qu'à enflammer ou détruire les
conduits éjaculateurs, organes délicats qu'il importe tant de respecter, et qui se trouveraient
nécessairement comprimés.

Et d'ailleurs, ces procédés, aussi bien que
ceux que j'ai moi-même proposés (1), ne con-

vais-je citer les propres paroles de Desault : « Lorsqu'on réfléchit sur
l'analogie qui existe entre le gonflement variqueux de la prostate et l'engorgement de même nature qui survient si souvent aux jambes, on voit
que les mêmes principes sont applicables à leur traitement. Or, l'expérience a prouvé qu'on ne guérissait celui-ci que par une *compression*
très-exacte et longtemps continuée; c'est aussi en grande partie par le
même mécanisme que les sondes agissent (*Œuv. chir.*, t. III, p. 237,
ann. 1805). » Ainsi voilà le principe de la compression bien et dûment
établi.

(1) Je ne sais comment il se fait que dans mes *Rech. sur les valv.*

viennent que dans les cas où l'obstacle est constitué par une hypertrophie simple de la portion sus-montanale de la prostate. Pour peu qu'il y ait d'inflammation, ils font plus de mal que de bien, en exaspérant le travail phlegmasique (*Recherch. sur les valv.*, p. 248).

Du reste, le raisonnement seul indique qu'ils ne peuvent rien dans les cas de valvules musculaires. Ici il ne s'agit pas d'atrophier un point, ni même de le déplacer; il faut rendre aux fibres musculaires qui entourent le col de la vessie leur longueur naturelle. Or, qu'arrive-t-il quand on comprime le bord postérieur de cet orifice? Le bord antérieur s'abaisse en proportion, et il n'y a pas de véritable distension : j'ai déjà dit qu'on exaspère tout simplement l'inflammation, et par cela même la contracture, preuve nouvelle que le diagnostic n'est pas aussi indifférent que le prétend M. Leroy d'Étiolles.

J'en étais là lorsque j'ai publié mes *Rech. sur les valvules* en 1844 (*voy.* p. 248). Toutefois,

---

j e n'ai parlé que de mon mandrin en baleine, et que j'ai oublié celui en acier que, dès le principe, je lui ai substitué d'une manière générale, et dont j'ai parlé p. 196 de mes *Rech. sur les mal. urin. des hommes âgés*, publiées à la fin de 1840. Ce mandrin se compose d'une tige droite d'acier, terminée d'un bout par un manche et de l'autre par un renflement olivaire de 5 millim. de diamètre. Cette tige est cylindrique et inflexible dans la plus grande partie de sa longueur; ce n'est que dans une étendue de 8 centim. environ que son extrémité olivaire s'aplatit et devient élastique. Ce mandrin a beaucoup plus de puissance que celui en baleine, et je n'emploie aujourd'hui celui-ci que quand je veux prolonger longtemps la dépression.

réfléchissant que, par l'effet d'une forte disten=
sion, les fibres musculaires perdent de leur contractilité, même à l'état normal, repassant
dans ma mémoire les heureux résultats obtenus
par M. Récamier de la dilatation forcée dans les
fissures de l'anus, résultats qui proviennent évidemment de ce que cette dilatation extrême fait
cesser la contracture que ces fissures provoquent
dans le sphincter de cet orifice, je me demandais
si mes insuccès n'ont pas tenu à l'insuffisance du
moyen dilatatoire que j'avais mis en usage.

L'appareil de Physick aurait été on ne peut
plus rationnel s'il eût eu plus de puissance ; mais
malheureusement le petit sac de baudruche qui
termine la sonde ou bien était trop épais pour
pénétrer librement, ou bien était trop mince
pour résister à une traction suffisamment forte.

La *dilatation forcée* du col de la vessie pourrait être faite à l'aide de la pince à trois branches ; mais cet instrument, qui a déjà été proposé, est droit, ce qui en rend l'introduction
difficile, surtout dans le cas dont il s'agit ; il ex-
pose presque infailliblement à pincer la muqueuse
du col de la vessie lorsque, après avoir distendu
cette membrane, on veut le dégager et rappro-
cher ses branches.

M. Miquel, d'Amboise, chercha à résoudre
le problème d'une autre manière. Il introduisit
successivement, à l'aide d'une sonde courbe ouverte à ses deux bouts, cinq, six ou sept petits

cônes de plomb, fixés par leur sommet à une tige de fil de fer non recuit. Les tiges, toutes de de la même longueur, traversant l'urèthre, on comprend que, si l'on rassemble leurs extrémités externes et qu'on les tire toutes à la fois, les cônes s'engagent tous simultanément dans le col de la vessie et le dilatent, mais ne peuvent, s'ils sont en nombre suffisant, le traverser complétement, à cause du volume que forment leurs bases réunies.

Pour extraire ces cônes, on les repousse d'abord en masse, puis on retire les fils de fer les uns après les autres.

Je me permettrai encore de dire à mon très-ingénieux, mais trop chatouilleux confrère, que son appareil est compliqué; que ces introductions et extractions successives sont difficiles pour le chirurgien et pénibles pour le malade; qu'elles enflamment presque nécessairement un canal déjà plus ou moins irrité; qu'on ne peut savoir d'avance quelle est la dilatabilité du col vésical; que, si l'on met trop de cônes, leur masse ne s'engage pas suffisamment dans cet orifice; tandis que, si l'on n'en met pas assez, elle s'y précipite complétement et est ensuite difficile à extraire.

Quoi qu'il en soit de la valeur de ces objections, voici la description du dilatateur que j'ai employé dans le fait que je rapporterai incessamment.

Cet instrument se compose de deux tiges d'a-
cier aplaties, larges d'un centimètre, et dont les
arêtes sont toutes parfaitement arrondies.

Toutes deux sont à peu près de la même longueur; mais l'une est droite et l'autre présente
deux courbures analogues à celles de ma sonde
bi-coudée. La première courbure B, qui a lieu à

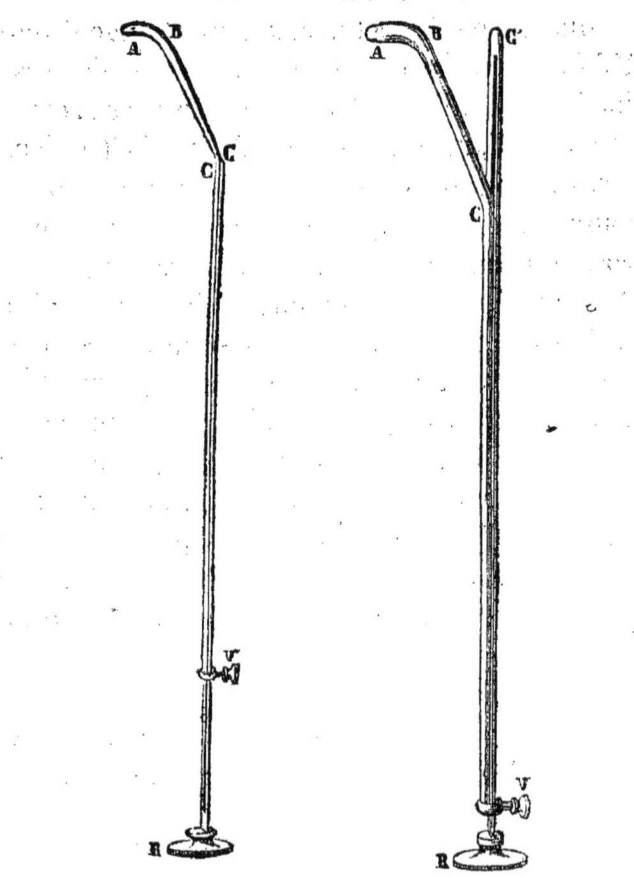

environ neuf millimètres de l'extrémité vésicale A,
forme presqu'un angle droit ; la seconde C, qui
se trouve à cinq centimètres en deçà, fait un
angle de 140° à peu près. Ces deux tiges sont
parcourues sur l'une de leurs faces, la courbe
par une crête, et la droite par une gouttière en
queue d'aronde, au moyen desquelles elles s'ar-
ticulent et glissent l'une sur l'autre.

Pour introduire cet instrument, la tige droite
RC' doit être fixée au moyen d'une vis de pression V, de manière qu'elle ne dépasse pas la courbure C de l'autre tige. Lorsqu'il a pénétré dans
la vessie, on tourne son bec en arrière, et on le
pousse assez pour que la première courbure C
parvienne au col de cet organe. Après cela, on fait
glisser la tige droite, qui forme alors une espèce
de fourche avec l'autre, et il suffit de les fixer
et de les tirer toutes deux pour opérer une dilatation aussi forte qu'on le désire. En supposant
qu'on tire l'instrument jusqu'à son bec (ce qu'on
doit rarement faire, puisqu'on aurait ainsi une
dilatation d'un centimètre de largeur sur trois
d'avant en arrière), ce bec l'empêcherait de
descendre complétement dans la région prostatique.

Comme la tige courbe AV regarde en arrière, il
y a, indépendamment de la dilatation, une pression sur le bord postérieur du col de la vessie,
bord qui est celui qui s'oppose au passage de l'u-
rine par la saillie valvulaire qu'il forme.

Je ne prolonge pas les tractions au delà de cinq à six minutes, dix minutes au plus.

Pour fermer ce dilatateur, il faut se garder de le repousser dans la vessie, parce que la muqueuse du col vésical, se trouvant alors relâchée, pourrait faire saillie dans l'angle formé par les deux branches, et y être pincée. On se contente de cesser les tractions et de ramener la tige droite au point où elle était au moment de l'introduction. On retourne ensuite le bec en avant, et l'instrument sort avec autant de facilité qu'une sonde ordinaire.

En agissant avec lenteur et modération, une dilatation, même assez forte, est peu douloureuse, et cette sensibilité ne tarde pas à disparaître.

Voici l'un des cas où j'ai fait l'application de mon instrument; il me paraît curieux à plus d'un titre.

Le sujet est un médecin suisse, qui a publié dans différents recueils français plusieurs faits intéressants et la traduction de quelques articles importants empruntés à la littérature médicale allemande. Je transcris son observation telle qu'il l'a rédigée lui-même :

Obs. « J'ai trente-cinq ans; je suis grand et fortement constitué; ma santé générale est parfaite; mais mon système nerveux, très-irritable, a encore été exalté par des chagrins.

« En 1834, j'eus une blennorrhagie qui dura sept mois; puis il me resta pendant plusieurs années une goutte militaire avec ardeur au col de la vessie, chatouillement dans le canal, mais sans difficulté pour uriner.

« En 1841, déjà, lorsque j'allais à la garde-robe, il me sortait par l'urèthre une assez grande quantité de matière blanche gélatineuse,

« En 1842, à la suite d'érections prolongées pendant plusieurs heures, j'eus une hémorrhagie uréthrale d'un litre au moins, et une pareille plusieurs semaines après, mais cette dernière par l'urèthre et par le rectum.

« Les années suivantes, des douleurs violentes survinrent à l'anus avec contraction du sphincter; un petit lavement d'eau froide ou même la simple introduction d'une canule suffisaient pour faire cesser de suite ces accidents.

« En 1844, des pertes séminales eurent lieu pendant la défécation. A l'examen microscopique, je vis constamment des animalcules dans le sperme; mais celui-ci était trop liquide, et non gélatineux comme dans l'état normal. Ces pertes occasionnaient dans les testicules un chatouillement voluptueux et néanmoins accompagné d'angoisse, ainsi qu'un mouvement péristaltique très-visible. Pour modérer ce mouvement, j'étais obligé de relever le scrotum entre mes cuisses lorsque j'étais assis, et, lorsque j'étais debout, de porter un suspensoir. Ma force virile avait disparu presque complétement; toutefois, une observation que j'ai faite à plusieurs reprises, c'est que, lorsque j'avais la goutte militaire, j'avais moins de ténesme, et mes organes génitaux reprenaient de l'énergie.

« Je me rendis alors à Paris. M. L...y, que je vis, m'introduisit pendant quinze jours des sondes élastiques de plus en plus grosses, et, les derniers jours, il remplissait les yeux de la sonde avec une pommade de gomme kino et d'extrait de ratanhia. A la suite, mes facultés génitales se réveillèrent pour quelques mois, mais jamais d'une manière complète.

« Je me cautérisai moi-même la région prostatique, et, depuis ce temps, la force virile a toujours été normale.

« En 1845, je me rendis de nouveau à Paris, où je consultai MM. L...d et K... Je ne pouvais alors uriner sans beaucoup d'efforts; mes organes génitaux étaient dans toute leur force; mais j'éprouvais de la douleur et du spasme au col de la vessie, ainsi qu'à l'anus. Ces messieurs me recommandèrent de passer chaque jour une sonde, de la laisser en place pendant dix à quinze minutes, et d'injecter en même temps dans le rectum une pommade d'extrait de ratanhia et de morphine. Ce traitement me fit du bien, mais fut loin de me guérir.

« J'ai essayé les lavements avec l'extrait de belladone sans succès. La sonde seule a toujours diminué les efforts que j'étais obligé de faire pour uriner ; l'introduction des plus forts numéros me cause un vif sentiment de brûlure ; mais ensuite, après une légère douleur, je ne le ressens plus.

« En 1847, je revins une troisième fois à Paris. La dysurie avait tellement augmenté que j'étais obligé pendant presque tout le temps de la miction, excepté lorsque la vessie était complétement remplie, de faire des efforts violents jusqu'à arrêter ma respiration. M. R..., que je consultai, m'examina le col de la vessie avec une sonde crochue (1), me tâta la prostate, et me dit que je n'avais rien que de l'hypochondrie !

« Enfin, j'eus le bonheur de lire dans la *Gazette médicale* des articles de M. Mercier qui se rapportaient à ma maladie, et je revins une quatrième fois à Paris à la fin de juin 1849.

« Voici quel était alors mon état :

« Le matin, j'étais réveillé par un ténesme vésical et anal qui me forçait à uriner de suite. La miction ne se faisait souvent qu'avec difficulté et l'urine ne sortait que par l'effet des contractions abdominales ; souvent, cependant, elle sortait sans que je poussasse, excepté vers la fin. Le jet avait son volume ordinaire ; mais parfois, lorsque je devais faire beaucoup d'efforts, il était bifurqué ou en tire-bouchon. Habituellement, le canal ne se vidait pas entièrement, et, pour y parvenir, j'étais obligé de presser sur le périnée et de secouer la verge.

« Lorsque j'avais ainsi satisfait le matin au premier besoin d'uriner, le ténesme anal augmentait et me forçait à aller à la garde-robe.

« Ce qu'il y avait de plus affreux, c'est que ce double ténesme me revenait dans la matinée jusqu'à dix fois, quelquefois même se répétait tout le jour et m'obligeait chaque fois à me présenter aux lieux d'aisance. Il m'était impossible, le plus souvent, dans cette déplorable position, de savoir si je devais uriner ou aller à la selle ;

(1) Il s'agit probablement de ma sonde exploratrice.

et le moindre vent, la moindre parcelle de matière fécale ou même un simple pepin de groseilles arrêté à l'anus me causaient ce double ténesme et les angoisses les plus vives. Il m'arrivait tous les jours, croyant lâcher un vent, de salir mon caleçon. Aussi préférais-je, dans le doute, aller à la garde-robe, ce qui m'arrivait jusqu'à dix et douze fois par jour (1).

« Tout cela, joint à mes peines morales, a provoqué chez moi, l'an passé et encore cet hiver, des crises hystériques très-violentes. Le travail corporel auquel je me suis dès lors adonné a fait cesser ces crises; mais l'infernal ténesme, accompagné du mouvement péristaltique des testicules, est resté toujours le même.

« Rendu de nouveau à Paris, M. Mercier me cautérisa le 30 juillet tout le pourtour du col vésical; le 4 août, il commença la dilatation forcée de cet orifice, et il la répéta cinq ou six fois : la dernière eut lieu le 18 au plus haut degré possible. La douleur a été cette fois plus vive que toutes les autres et a duré plusieurs jours; mais aussi la guérison a été complète, et je ne pourrais témoigner assez ma reconnaissance au docteur qui a su découvrir le traitement rationnel et efficace de cette affreuse infirmité. »

Le succès, comme on le voit, a été des plus remarquables; cependant, je dois à la vérité de dire qu'il ne s'est pas soutenu : j'ai reçu dernièrement du malade une lettre, dans laquelle il m'annonce que peu à peu les accidents se sont reproduits, et qu'il fait venir de Paris un porte-caustique et un dilatateur pareils aux miens. Cette récidive m'a fait faire à cet égard quelques réflexions dont voici le résultat. Quand j'aurai un malade dans des conditions analogues, habi-

---

(1) Cette étrange influence de la vessie sur le rectum n'est pas un fait isolé dans la science : on en trouvera plusieurs autres exemples dans la première et surtout dans la deuxième édition de mes *Recherches sur les valvules,* notamment à la page 274.

tant Paris ou pouvant y venir facilement, et chez
lequel on pourra prolonger le traitement pendant un temps suffisamment long, j'essaierai ce
moyen; mais quand le malade se trouvera,
comme le précédent, dans des conditions oppo-
sées et obligé de retourner promptement dans
son pays, je n'hésiterai pas à employer l'incision
dont je parlerai tout à l'heure, qui a, il est vrai,
l'inconvénient de répugner davantage aux malades, mais qui fournit une guérison plus solide.

J'ai employé l'instrument précédent sur trois
autres malades. L'un d'eux, dont l'observation
sera rapportée plus loin, avait été opéré d'une
valvule musculaire avec un succès marqué : le
dilatateur améliora encore son état, et aujour-
d'hui cet homme se trouve à peu près comme
s'il n'avait jamais eu de rétention d'urine; or,
elle était complète. Un autre avait un rétrécissement de l'urèthre, que j'ai largement dilaté.
Malgré cela, cet homme, qui n'a pas quarante
ans, ne vide jamais sa vessie; chaque fois qu'il
émet son urine, il en reste de quoi remplir les
cinq sixièmes de la hauteur d'un verre à cham-
pagne. J'ai essayé deux fois l'application du dilatateur; mais le canal est tellement sensible,
que ces applications, faites très-imparfaitement,
n'ont eu aucun résultat. Je dois recourir incessamment à l'incision. Chez le troisième malade,
qui avait une valvule très-probablement prostatique, et, par suite, une rétention d'urine com-

plète, le cours de l'urine s'est rétabli après quatre applications ; cependant le jet est resté faible et la vessie ne se vide qu'à moitié. J'aurais opéré cet homme, s'il eût eu le courage de s'y décider.

J'ai fait, dès 1844, l'historique de l'*incision* des valvules du col de la vessie (1), aussi ne le

(1) Voyez mes *Rech. sur les valv.*, etc., p. 248. — M. Leroy vient d'écrire que « ne pouvant prétendre à l'idée première des incisions faites sur le col de la vessie, *je me ravise ;* mais que tout en reconnaissant que M. Guthrie et lui les ont faites avant moi, je soutiens que c'étaient de simples mouchetures (*Thérap.*, p. 67). » Il y a dans ce peu de mots deux assertions également contraires à la vérité.

D'abord je n'ai jamais eu besoin de me *raviser*, parce que je n'ai jamais caché rien de ce qui était vrai : toutes les fois que l'occasion s'en est présentée, j'ai cité M. Guthrie et décrit son instrument ; M. L. a donc bien mauvaise grâce à dire que *je me ravise !*

En second lieu, j'ai tout simplement dit que M. L. n'ayant d'autres preuves à l'appui de ses prétentions que le mot de *scarification* inclus, sans le moindre commentaire, dans la *Gaz. méd.* de 1835, p. 580, il était impossible de savoir si, par ce mot, il n'entendait pas de simples mouchetures, comme l'avait fait M. Guillon, qui prétendait, lui aussi, avoir imaginé cette opération, parce que, dans une communication faite le 1er mai 1832 à la Société de médecine pratique, il avait parlé de « saignées pratiquées dans l'urèthre, à l'aide de son *scarificateur*, pour faire disparaître l'inflammation chronique de quelques points du canal, celle des glandes de Cooper et de la prostate (*Gaz. des hôp.*, 1832, p. 119). » Si ce dernier était autant resté dans le vague que M. L., n'aurait-il pas eu plus de titres que lui, puisque cette phrase remonte à 1832 ? Eh quoi ! on accorderait d'autant plus à celui-ci qu'il a été moins explicite et plus obscur ! Y aurait-il donc une énormité bien grande à se demander, en l'absence de toute explication, s'il n'aurait pas imité M. Guillon, et employé la scarification comme moyen résolutif, lui qui donne encore aujourd'hui les symptômes de l'inflammation chronique de la partie profonde de l'urèthre comme annonçant le premier degré de l'engorgement de la prostate (*Lett. et mém.*, p. 118. — *Thérap.* p. 50) ?

Mais, me dit M. L., la forme de mon scarificateur, que j'ai figuré en 1840, prouve que c'étaient des incisions profondes que je faisais. — Je n'ai qu'un mot à répondre : c'est qu'à cette époque mes idées étaient parfaitement connues, puisque c'est au commencement de 1839 que j'ai recommencerai-je pas aujourd'hui. Je ne reviendrai pas non plus sur la manière dont je la fais,

présenté mon instrument à la Société anatomique (voy. *Bulletins* de 1839, p. 72), et que j'en ai donné la description la même année à l'Académie de médecine (voy. les *Bull.* de cette Acad. pour 1841).

D'un autre côté, je vais prouver que, même en 1840, les idées de M. L. sur la scarification et sur les conditions nécessaires à sa réussite n'étaient pas encore fermement arrêtées : il me suffira pour cela de rappeler qu'il a dit, p. 22 de l'*Exposé de ses travaux*, qu'on peut employer les scarificateurs flexibles qu'il a représentés dans les fig. 75, 76 et 77, scarificateurs dont il est impossible de diriger l'action par cela même qu'ils sont flexibles, et qu'ils pourraient à peine excorier la membrane muqueuse. Et c'est cependant un scarificateur analogue, peut-être même encore plus infidèle, qu'il représente fig. 33 et 33' de sa nouvelle brochure (p. 64), instrument qu'il dit mettre *quelquefois* en usage depuis quatre ans, et que, il y a trois ans, il vantait comme préférable à tout autre (*Lettre relative au prix d'Argenteuil*, p. 16 ; 1837). Mes deux premiers instruments étaient à *encoche* comme ceux que M. L. a vantés plus tard, et quoiqu'ils ne fussent pas flexibles comme les siens, ils agissaient si peu profondément, que c'est une des principales raisons pour lesquelles j'y renonçai et imaginai le troisième, qui est le premier de ceux que j'ai figurés page 394. Ces scarificateurs de M. L. sont droits, et n'ont pas, comme les miens, un bec qui indique positivement sur quel point on agit ; parler, comme le fait M. L., de ses propres instruments, c'est dire qu'on ne les a jamais essayés et qu'on n'a pas la moindre notion des difficultés que présente l'incision des valvules du col de la vessie.

Mais, dit encore mon adversaire (car il a toujours réponse à tout), M. Magendie a écrit à la commission d'Argenteuil que les opérations de scarification sur le col de la vessie, pratiquées par moi sous ses yeux depuis plus de dix ans, avaient été profondes, peut-être trop profondes, à en juger par les abondantes hémorrhagies qu'elles ont déterminées (*Thérap.*, etc., p. 68). Mais, répondrai-je à mon tour à M. L., je suis surpris de vous voir apporter ici des certificats de véracité, vous qui, à une époque où vos intérêts étaient différents sans doute, avez dit qu'on ne devait tenir compte que des témoignages imprimés, parce que seuls ils ne peuvent être ni altérés, ni augmentés. Quant à moi, je me garderai bien d'élever la moindre suspicion sur le témoignage de M. Magendie, comme vous l'avez fait sur celui du vénérable Percy, comme vous le faites dans votre dernière brochure sur celui de M. Velpeau ; je dirai tout simplement que je rejette le témoignage de M. Magendie, parce puisque je n'ai rien changé à cet égard depuis ma seconde édition, et que je me sers toujours, pour

qu'il est impossible qu'un homme occupé de méditations aussi sérieuses se rappelle d'une manière précise ce que vous avez fait il y a dix ans, loin de la portée de ses yeux, au col de la vessie ou dans ses environs.

M. L. apporte encore d'autres certificats ; ce sont ceux de M. Charrière. De ces certificats je vais dire quelques mots, car je connais un peu mieux ce qui s'est passé.

Comment se fait-il que M. L. ne nous donne pas copie de ces certificats ? Serait-ce qu'ils ne sont nullement clairs, et que M. Charrière, qui n'a pu que copier ses livres, n'y a rien trouvé qui indique que tel ou tel instrument était fait de telle ou telle manière et n'avait d'autre destination que celle de couper les valvules du col de la vessie ? Si au contraire ces certificats sont clairs et précis, pourquoi M. L. a-t-il écrit à cet honorable fabricant, que s'il ne lui en donne pas d'autres, il lui retirera sa clientèle ? Or, *cette lettre, je l'ai lue, de mes propres yeux lue*......

Mais revenons aux textes imprimés, aux textes véritablement authentiques.

M. L. prétend avoir proposé la scarification, ou, ce qu'il dit être la même chose, l'incision, en 1829, à l'Académie des Sciences ; et quand on lui demande pourquoi ces *Mémoires*, dont il fait aujourd'hui la seule et unique base de ses réclamations, n'ont pas été publiés, il en accuse Boyer et Larrey qui ont eu le tort de mourir avant d'avoir fait un rapport sur eux (*Thérap.*, p. 61). Quelle ressource me reste-t-il donc ? recourir aux comptes-rendus. Or, je n'en trouve pas un seul qui, à propos de ces Mémoires, parle d'*incision*, ni même de *scarification* (voy. *Revue méd.*, 1829, t. IV, p. 133. — *Arch. de Méd.*, même année). Bien mieux; voici ce que je trouve à la page 358 de la *Gaz. méd.* de 1832 : « M. Leroy avait, *dans une première communication*, cité divers cas où, par la *compression* de la glande et le *redressement* de l'urèthre, il avait fait disparaître complétement la rétention. Ces cas se sont multipliés depuis. Cependant il en est qui résistent à l'emploi de ces deux moyens et à l'usage des *sondes à demeure* : cela a lieu surtout, dit-il, lorsque LA *tumeur* qui s'oppose à la sortie de l'urine est vacillante et pédiculée. La *ligature* de ces sortes de tumeurs offre alors une DERNIÈRE RESSOURCE. »

J'entends M. L. s'écrier que ce n'est pas sa faute si le rédacteur a omis de parler de *valvules* et d'*incision*, tout en rappelant ses *communications antérieures ;* mais je répondrai que, p. 21 de l'*Exposé de ses travaux* publié en 1840, il cite lui-même ce compte-rendu parmi ses commencer, du premier des valvulotômies représentés p. 394, celui qu'on pourrait nommer *à sou-*

titres, sans le rectifier ou le compléter en aucune manière. Il y a plus : je trouve, dans la *Revue méd.* de 1832 (t. III, p. 114), la preuve incontestable que ce compte-rendu de douze lignes est précisément la communication de M. L., ni plus ni moins.; le rédacteur s'est contenté de changer le pronom *je* en *il.* En voilà donc un de ces fameux *Mémoires* que je croyais perdus ! il est court, mais du moins il prouve, avec la dernière évidence, que cette opération que M. L. *affirme* avoir proposée en 1829, il n'y songeait même pas en 1832. Voilà comment il dit la vérité ! voilà cette franchise chevaleresque dont il se targue à chaque ligne !

Immédiatement après ce compte-rendu, M. L. en indique un autre, celui du 24 août 1835. Or, dans le travail présenté à cette séance, il n'est nullement fait mention de *scarification* ou *d'incision* (voyez *Comptes-rendus de l'Acad. des Sciences*, t. I, p. 68).

Ce n'est que dans la *Gazette méd.* du 12 septembre 1835 que le mot *scarification* se trouve lancé comme par hasard et sans la moindre explication. Mais déjà nous arrivons après M. Guthrie qui a publié son ouvrage en 1834 ; de sorte que, sans aller plus loin, il ne s'agit plus de priorité entre M. L. et moi ; il ne s'agit plus que de savoir qui a le mieux développé, éclairé la question, qui a le mieux démontré par des faits l'utilité et l'innocuité de l'incision des valvules du col de la vessie. Or, je crois que, sur ce terrain, il ne peut y avoir de contestation : M. L. n'a pas même publié la manière dont il agit, ni l'histoire d'un seul malade sur lequel il ait pratiqué cette opération.

En résumé, M. Guthrie a proposé en 1834 l'incision des valvules du col de la vessie, mais il ne l'a pas exécutée, et son instrument était trop imparfait. Quant à M. L., ce n'est qu'en 1835 qu'il a prononcé, pour la première fois, le mot *scarification,* sans dire quel sens il y attachait, et ce n'est qu'en 1840 qu'il a figuré plusieurs instruments qui, vu leur diversité et leur imperfection, ne me permettent pas de bien saisir l'idée qui a dirigé l'inventeur. Celui-ci n'a d'ailleurs publié aucun fait qui supplée à ce silence.

D'un autre côté, il affirme que ce n'est qu'en 1843 que j'aie fait exécuter mon instrument. Il n'oublie qu'une chose, c'est que c'était le troisième, et que le premier, datant déjà de plusieurs années, a été présenté à la Société anatomique au commencement de 1839, ce qui prouve du moins que j'ai toujours cherché à perfectionner.

Bien mieux, j'en ai imaginé un quatrième en 1847, et celui-ci a soulevé de la part de M. L. une réclamation aussi singulière par le fond

lèvement; tandis que je réserve le second, celui *à coulisse*, pour achever, quand le premier ne suf-
f   as. Je me contenterai de consigner quelques
   iveaux faits et d'en tirer les conséquences
  ui en découlent.

Dans mon premier travail, j'ai publié six observations, et dix-huit nouvelles dans le second (1). Dans ce nombre, il n'y eut que trois ou quatre cas sans aucune amélioration; mais jamais il n'y eut d'aggravation ni d'accident véritablement sérieux. Depuis, j'ai opéré sept nouveaux malades dont je vais rapporter succinctement l'histoire.

OBS. Ire. — M. G..., rue Joubert, 33, homme de quarante à quarante-cinq ans, employé dans un ministère, était venu plusieurs fois me consulter, dans les premiers mois de 1848, pour une inflammation chronique de la partie profonde de l'urèthre et difficulté pour uriner ; cependant, avec des efforts, la vessie finis-

que par la forme. C'est encore un instrument de lui que j'ai copié, dit-il ; et comme il est forcé d'avouer qu'il ne peut fournir aucun titre vrai ou supposé, il demande que la commission d'Argenteuil m'appelle à prêter serment que j'en suis l'auteur (*Thérap.*, etc., p. 66). Or, comme la commission n'a pas jugé à propos de recourir à cet expédient, je prends la proposition de M. L. au sérieux et je le prête publiquement ce serment... j'ose croire qu'il n'y a pas de raison de suspecter plus ma parole que la sienne.

(1) La 18e, qui est une des plus intéressantes, ne se trouve pas dans quelques exemplaires tirés à part. Le sujet, âgé de trente-sept ans, n'urinait pas une goutte sans sonde depuis trois ans, et il y en avait quatorze que la miction était difficile. Il me fut adressé par M. Gimelle, membre de la commission d'Argenteuil : je l'opérai devant cette commission, et sa guérison a été radicale ; car je l'ai vu il y a quelques mois, et il vidait parfaitement sa vessie.

sait par se vider presque complétement. Cette inflammation me
paraissant de nature dartreuse, je dirigeai le traitement en conséquence ; je joignis à cela l'usage des balsamiques et particuliè-
rement les préparations de goudron : rien ne fit. Comme il y
avait une valvule au col de la vessie, je dis à **M. G...** que si l'on
donnait à l'urine une issue plus facile, on aurait plus de chances
de le débarrasser de l'inflammation dont il était singulièrement
affecté ; il comprit mon idée et se résigna à l'opération avec
facilité.

Celle-ci fut pratiquée le 14 mai avec le premier des instruments
indiqués plus haut, et ne présenta rien de remarquable. Le sang
coula modérément et s'arrêta le lendemain, dans la journée. Dès
le 17, la douleur résultant de l'opération avait presque disparu.
Le 20, je commençai la compression pour prévenir la réunion des
parties divisées, et, le 5 juin, le traitement était terminé : l'urine
coulait très-librement et les symptômes d'inflammation chronique
avaient à peu près complétement disparu.

J'ai revu **M. G...**, il y a quelques mois, pour une toute autre
maladie ; il ne se plaignait aucunement des voies urinaires.

Cette observation est surtout remarquable par
l'innocuité de l'incision. Du reste, on a déjà
vu, parmi celles que j'ai publiées, des exem-
-ples de l'heureuse influence qu'a cette opération
sur les inflammations chroniques de la région
prostatique.

Obs. II. — Le 27 avril 1848, je fus appelé par le docteur
Charrier auprès de **M. T....**, rue des Martyrs, 27. Cet homme,
âgé de soixante-six ans environ, était affecté d'une rétention
d'urine presque complète : il urinait à chaque instant et quelques gouttes seulement chaque fois. En outre, la vessie était
douloureuse, enflammée, et les urines donnaient lieu à un dépôt puriforme abondant. Je trouvai une hypertrophie générale
de la prostate, mais surtout de la portion moyenne formant une
valvule ou plutôt une tumeur peu élevée, mais à très-large base.

Je me disposais à traiter cette affection comme une valvule

simple du col de la vessie ; mais des accidents généraux sous
forme de fièvre intermittente nous tenant en suspens, nous ap-
pelâmes en consultation **M.** Malgaigne, qui fut, ainsi que nous,
d'avis de surseoir à l'opération, vu la gravité des symptômes
généraux et les présomptions d'une néphrite latente.

Au bout d'un mois, cependant, après l'emploi de divers
moyens et notamment du sulfate de quinine, les accès disparurent et l'état général sembla s'améliorer. Je pratiquai l'opération
en présence de MM. Charrier et Malgaigne, le 1ᵉʳ juin. Celle-ci
ne présenta rien de particulier, sinon que la vessie souffrit im-
patiemment l'injection et n'en conserva qu'une demi-seringue.
Pour faire cette injection, j'avais passé avec la plus grande facilité une sonde de 8 millimètres. Dans la journée, l'écoulement
de sang a été abondant ; il y eut un ténesme vésical et rectal
considérable. Le soir, des injections amenèrent du calme pendant deux heures. Un demi-lavement opiacé n'ayant pas été
gardé, on fait prendre 8 gouttes de laudanum de Rousseau dans
un verre d'eau.

2. Le ténesme continua pendant toute la nuit avec épreintes
très-douloureuses. Presque continuellement s'échappent quelques gouttes d'urine avec sentiment de brûlure dans le canal.
Ce liquide, mêlé de caillots, sort avec un petit jet. La région
membraneuse est le siége d'un spasme qui ne permet pas à une
sonde élastique courbe de pénétrer sans mandrin ; les injections
ne pénètrent qu'en très-petite quantité et amènent un peu de
sang. La région hypogastrique n'est pas douloureuse. Un bain
procure un calme très-sensible. Le soir, le malade est tranquille.

3. Plus de crises, l'urine coule bien et sans douleur, et beaucoup moins souvent ; elle ne contient plus de caillots et n'es
même presque plus teinte le soir. Un peu de fréquence du pouls
sans chaleur à la peau. (Bouillon de poulet ; deux potages.)

4. État à peu près le même ; l'urine est encore un peu rouge.

5. Il est survenu dans la soirée un très-léger frisson, suivi de
chaleur et de sueur. Ce matin un peu de moiteur. Pouls à 80.
La miction devient de plus en plus rare et se fait sans douleur ;
l'urine est à peine rougeâtre et acide. (Décoction de quinquina ;
50 centigrammes de sulfate de quinine en trois doses.)

6. Il a plu toute la nuit. La fièvre a été continuelle ; grand

abattement; urine claire et facile. Point de sensibilité de la vessie. On continue le sulfate de quinine.

7. Grande amélioration; point d'accès; cependant le pouls est
encore à 90. Miction facile, toutes les deux heures environ.
(Même traitement.) — 8. État encore plus favorable. (Même traitement; potages, côtelette.) — 9. État meilleur encore; cependant il y a un peu plus de moiteur qu'hier (le temps a été ora-
geux). Même traitement.

10. Vers dix heures du soir, fièvre et sueur qui ont duré toute
la nuit. Ventre un peu météorisé; abattement. M. T... n'a uriné
que deux fois pendant la nuit et une fois le matin. (On continue
le sulfate de quinine. Viande, potages, vin de Bordeaux.)

11. Point d'accès. (Même prescription.)

12. État général plus satisfaisant, mais irritation vésicale et
besoins fréquents d'uriner. Urines d'odeur forte et un peu trou-
bles; elles sont toujours acides. (Même prescription.)

13. Fièvre intense (il y a eu hier un ouragan). Miction très-
fréquente. Urines toujours acides, mais fétides. (Même prescription.)

14. Amélioration; miction moins fréquente; cependant urines
toujours fétides. (Injections vésicales.)

15. État plus satisfaisant encore. (Même traitement.)

16. On fait lever le malade; mais, après être resté trois heures dans un fauteuil, il est pris de tremblement, d'une sorte de
défaillance et d'une envie d'uriner presque continuelle.

A dater de ce jour, M. T... s'affaiblit de plus en plus, avec des
alternatives de mieux et de pis. Les accès fébriles reparurent de
temps en temps, malgré le sulfate de quinine, qu'on continua
toujours d'administrer. Le 27, des vomissements survinrent avec
difficulté extrême à avaler, même les liquides. Le malade paraît
vider sa vessie; son urine est de couleur normale et acide, mais
elle a une odeur très-forte. Perte de la parole. Le 29, mort à neuf
heures du soir.

Dans ce cas, il y a lieu de croire que l'opération aurait eu un assez bon résultat, si les accidents généraux, *qui s'étaient manifestés auparavant*, ne s'étaient reproduits. Alors se réveilla

l'irritation des voies urinaires, et je ne pus recourir à la dépression sur le point divisé. Remarquons que la mort n'est arrivée qu'un mois
après l'opération, et que les alternatives de bien
et de mal survenues dans cet intervalle, comme
auparavant, ne permettent pas de croire que celle-
ci ait été cause de cette fatale terminaison : le
mauvais temps qu'il faisait alors m'a paru exercer une influence fâcheuse.

Obs. III. — M. D..., rue Saint-Fiacre, 4, âgé de cinquante et
un ans, éprouvait *depuis sa jeunesse* de fréquents besoins d'uriner qui allèrent toujours en augmentant. Enfin une dysurie se
manifesta telle, que fréquemment ce n'était qu'après plusieurs
tentatives inutiles et des efforts considérables qu'il parvenait à
uriner quelques gouttes. Jour et nuit, ces besoins se renouvelaient
à chaque instant. L'urine était devenue catarrhale, ou plutôt puriforme, souvent sanguinolenté et toujours *alcaline ;* les autres fonctions, notamment celles des voies digestives, se trouvaient déjà
gravement compromises lorsque je fus appelé, le 4 août 1848,
par le docteur E. Deschamps.

En entendant le récit de la maladie et apprenant que les sondes, arrêtées d'abord à la portion membraneuse, arrivaient néanmoins au col de la vessie qu'elles n'avaient jamais pu franchir,
je me doutai immédiatement qu'à la suite d'une uréthrite longtemps prolongée, il s'était produit une valvule musculaire au col
de la vessie, et c'est en effet ce que je constatai à l'aide de ma
sonde coudée, qui pénétra sans difficulté.

Pendant une huitaine de jours, nous essayâmes d'améliorer
l'état de la vessie à l'aide d'injections émollientes et légèrement
opiacées ; mais rien ne fit : l'état général s'aggravait rapidement,
une véritable fièvre hectique se manifestait déjà avec des rémit-
tences marquées ; bref, il n'y avait pas de temps à perdre ; je
me décidai à l'opération, et je priai la commission du prix d'Argenteuil de désigner immédiatement l'un de ses membres pour
y assister : elle nomma M. Malgaigne.

Le 12 était le jour convenu. A la suite d'un lavement simple, destiné à vider le rectum, le malade eut, d'hier à ce matin, une trentaine de garde-robes. Néanmoins, le trouvant assez calme à mon arrivée, je me décidai, vu l'urgence, à l'opérer, ce que je fis avec mon premier instrument, en présence de MM. Deschamps et Malgaigne. L'incision n'offrit rien de remarquable. Quelques minutes après, le malade rendit à plein canal l'injection mêlée de caillots sanguins; mais, conformément à mes principes, je fis une nouvelle injection (*Rech. sur les valv.*, 2ᵉ éd., p. 376). Je lui fis administrer, immédiatement après l'opération, un quart de lavement laudanisé, quelques cuillerées d'une potion au diascordium, et il prit de l'eau de Seltz pour boisson. Malgré cela, il eut, dans la journée, des vomissements et des crampes générales, accidents qu'il avait déjà éprouvés plusieurs fois, même sans cause connue. Fièvre, pouls à 110 dans l'après-midi.

13. Fièvre moins vive; pouls à 90. Point de selles; l'urine contient encore quelques caillots. Douleurs dans la région rénale. Encore de l'abattement, mais état bien meilleur; calme. (Eau de gomme avec sirop de mûres framboisé; eau de Seltz; bouillon de poule.)

14. Etat satisfaisant: pouls à 75. Encore quelques douleurs dans la région des reins. L'urine est à peine rosée, elle coule presque sans douleur et avec facilité, même dans le décubitus dorsal. Bas-ventre indolore. Point de selles depuis l'opération. (Même prescription. Lavement au beurre.)

15. M.-D... va très-bien; pouls à 69; il urine mieux que jamais. Son urine est de couleur normale, moins catarrhale, mais alcaline. Appétit. Le lavement a produit trois selles dont la dernière était molle. (Deux ou trois cuillerées de la potion au diascordium; deux potages gras, un maigre et un peu de poulet; le malade se lèvera pendant une heure.)

16. Un peu de sang a reparu ce matin dans l'urine. Du reste, état satisfaisant. (On continue le régime.)

17. Plus de sang, état parfait.

18. M. D. est allé spontanément à la selle et avec consistance convenable; mais il y a des gargouillements et il est à craindre qu'il ne survienne du dévoiement. (Quelques cuillerées de potion au diascordium; injection d'eau d'orge et de pavot dans la vessie.)

19. Etat satisfaisant. Je constate que l'urine est *acide* au sortir de la vessie : les mucosités diminuent et ne sortent plus par flocons comme précédemment. (Sirop de baume de Tolu.)

20. Tout va très-bien ; les mucosités vésicales diminuent. Il y a une selle liquide que le malade attribue à l'eau de Seltz : celleci est supprimée. J'injecte environ un verre de liquide, et celui-ci est rejeté naturellement jusqu'à la dernière goutte. Je commence la dépression avec une simple sonde courbe élastique.

21. Hier, dans l'après-midi, est survenue une crise nerveuse comme le jour de l'opération. Aujourd'hui M. D... est très-fatigué, surtout par un catarrhe pulmonaire qu'un vent d'ouest et des pluies prolongées ont exaspéré. (Sonde courbe comme hier.)

22. La position de M. D... est à peu près la même ; cependant le pouls n'est qu'à 60. (Injection d'eau d'orge et de feuilles de noyer ; bouillon et potages.)

23. Etat meilleur et plus d'appétit, mais un peu d'irritation dans l'urèthre. (Bouillon, potages, œufs à la coque; je continue la dépression.)

24. L'irritation vésicale semble augmenter ainsi que le 25 ; cependant l'urine sort facilement sans effort. (Eau de goudron.)

3 septembre. A mon retour d'un voyage à Londres, je trouve M. D... déjeunant avec ses amis. La figure est bien meilleure, toutes les fonctions s'améliorent ; l'irritation et le catarrhe de la vessie ont notablement diminué. (Dépression avec mon mandrin d'acier.)

Quelque temps après, j'ai conduit M. D... chez M. Malgaigne. Aujourd'hui il continue d'uriner parfaitement, et sa santé, habituellement délicate, s'est grandement améliorée. Cependant il reste encore un peu de catarrhe vésical, qui n'existerait probablement plus si le malade se fût soumis aux injections caustiques que je lui ai plusieurs fois proposées, mais toujours en vain.

Ce qu'il y a de plus digne de remarque dans cette observation, c'est la guérison d'un homme tombé dans une situation si fâcheuse, dans un dépérissement général aussi grand. J'ai pensé que les détails dans lesquels je suis entré pourront avoir quelque intérêt pour les praticiens.

Obs. IV. — «D'une constitution vigoureuse, Nozot, âgé de soixante ans, dit n'avoir jamais eu ni chancre, ni blennorrhagie. Sa santé était bonne, lorsque, dans le courant de l'année 1844, il commença à ressentir des envies d'uriner fréquentes, qui n'étaient accompagnées que du rejet de quelques gouttes d'urine ; si parfois l'émission en était plus abondante, l'écoulement s'en faisait lentement, le jet était presque vertical ; quant à la grosseur de ce jet, le malade n'en a pas souvenance ; seulement il se rappelle qu'il n'était pas bifurqué, ni en arrosoir. L'urèthre ne se vidait pas complétement, et quelques gouttes s'échappant trop tardivement, forçaient le malade de porter son linge entourant la verge pour garantir ses vêtements. Du reste, pas de douleurs ni au périnée, ni même en urinant.

« Le malade atteignit ainsi l'été de 1846. Ce fut alors qu'il s'aperçut qu'il urinait malgré lui pendant son sommeil. Le jour, il pouvait se retenir et uriner à volonté. Il consulta un médecin qui ne le sonda point, l'examina légèrement, lui ordonna des demi-bains dont il n'éprouva aucun effet. Il alla consulter un autre médecin qui lui conseilla des injections. Quelles étaient-elles ? il l'ignore ; il dit seulement qu'elles ne lui causaient qu'une très légère douleur. Ce nouveau traitement fut aussi infructueux que le premier. Bientôt un nouveau phénomène se présenta, il y eut rétention complète des urines. Un médecin qui fut appelé pratiqua, sans difficulté et presque sans douleur, le cathétérisme, qui donna issue à une abondante quantité de liquide.

« Le lendemain, 1er décembre 1846, Nozot se fit transporter à la maison royale de santé ; il ressentait des douleurs dans l'abdomen ; du reste, pas de fièvre, malaise léger. Le cathétérisme fut pratiqué avec une sonde d'un gros calibre, et bientôt le malade se sonda lui-même. L'urine était épaisse, contenait un dépôt glaireux, mais pas de sang. (Bains. De plus, 6 ou 7 fois, pendant 10 minutes, et à quelques jours de distance, on lui fit faire, d'une certaine hauteur, des irrigations d'eau froide dans le canal.) Au bout de deux mois, il sortit sans aucune amélioration.

« Huit jours après, il entre à Necker. M. Civiale le sonde deux fois, lui dit qu'il n'a pas besoin de rester à l'hôpital, qu'il peut se traiter et se guérir seul; il lui conseille seulement des injections d'eau fraîche.

« Rentré chez lui, il va trouver un médecin à Clichy, prend des pilules; puis lassé, mais non guéri, il rentre à la Clinique, dans le service de M. Voillemier. On le laisse reposer pendant quelques jours, puis on lui pose une sonde à demeure; il la garde pendant six jours. Au bout de ce temps, il était survenu un écoulement puriforme et de la douleur dans la canal. Alors on lui pratiqua deux cautérisations qui donnèrent lieu à l'écoulement de quelques gouttes de sang et amenèrent un peu de fièvre. On lui fit prendre des bains. Enfin on lui plaça un vésicatoire à la région hypogastrique. Pas d'amélioration. Sortie après deux mois de séjour.

« Nozot partit alors pour son pays, où il resta dix-huit mois dans le même état, et ne pouvant uriner qu'en se sondant.

« A son retour (juin 1848), il alla voir M. Guillon; il fut sondé deux ou trois fois; puis, ressentant de vives douleurs dans le testicule droit, avec rougeur, gonflement, il vint se faire soigner dans le service de M. Andral. On lui fit mettre des cataplasmes, prendre des bains, et, au mois d'août, il quitta la Charité.

« Le 22 septembre, il entra à l'Hôtel-Dieu (salle Saint-Jean, 21, service de M. Blandin). Huit jours après, M. Mercier l'opéra pour une valvule du col de la vessie. Trois opérations ayant été sans résultat, une quatrième fut pratiquée le 28 octobre. Le surlendemain, on lui mit une sonde à demeure qu'il garda vingt-quatre heures; puis, après un léger intervalle, on la lui mit une deuxième fois pendant douze heures.

« A dater du moment où il fut opéré pour la dernière fois, pendant trois mois il put uriner seul; seulement les envies étaient fréquentes, survenaient d'une manière tellement instantanée que le malade n'avait quelquefois pas le temps de se mettre en devoir d'y satisfaire. Du reste, le jet était petit et les urines s'écoulaient sans être lancées au loin. Vers le mois de février 1849, l'émission se fit plus difficilement; la vessie, dit le malade, ne se vidait qu'incomplétement; car, même après avoir uriné, M. Guillon, qu'il était allé voir, retirait encore du liquide en le sondant. Vers la même époque, Nozot commença à ressentir des érections douloureuses, fréquentes, qui furent calmées par des bains locaux et généraux; et l'usage fréquent de remèdes, de cataplasmes.

« Le 17 mai, nouvelle rétention d'urine avec douleurs vives vers le fondement. M. Guillon pratique le cathétérisme. Depuis lors le malade ne peut uriner qu'en se sondant. Cependant, lorsqu'il rend un lavement, il dit qu'il s'écoule en même temps quelques gouttes d'urine ».

Cette observation a été recueillie, sous la dictée du malade, par M. Maingault, interne de M. Gerdy, en présence de ce chirurgien, faisant partie de la commission d'Argenteuil, et d'un compétiteur dont la note suivante permettra d'apprécier la conduite en cette circonstance. Ce fait jouit donc de toute l'authenticité possible. Seulement il est un point sur lequel il est incomplet : aussi vais-je donner quelques détails.

Les trois premières opérations ont été pratiquées avec les deux instruments figurés page 394. Voyant leur inutilité, M. Blandin voulait en rester là, pensant qu'indépendamment de l'obstacle qu'il avait lui-même rencontré, il pouvait y avoir une vraie paralysie de la vessie, dépendant d'un coup de sang que le malade avait éprouvé lorsqu'il faisait ses premières injections, en 1846, et qui avait causé une légère faiblesse du bras droit. Quant à moi, convaincu que l'obstacle était, sinon tout, du moins à peu près tout, je ne me rebutai pas, et pensant que la persistance de la rétention était due à ce que la compacité du tissu prostatique (car la valvule était prostatique) tenait les bords de la division trop fortement pressés l'un contre l'autre pour laisser passer l'urine, je me décidai à faire usage d'un instrument qui ne diffère du premier qu'en ce qu'il a deux lames parallèles, distantes de trois millimètres environ, s'ouvrant ou se fermant toutes deux simultanément. Cet instrument, que j'ai décrit en 1846, dans la *Gazette des hôpitaux* (p. 398), a pour effet de comprendre, entre ses deux lames, un petit lambeau qui, n'adhérant plus que par sa base, s'affaisse, s'atrophie, et fait par cela même que les deux bords de la portion artificielle de l'orifice ne soient pas aussi fortement pressés que lorsqu'il n'y a eu qu'une simple division : c'était ce que j'avais d'abord cru faire à l'aide de mon sécateur à lame unique ; mais l'expérience m'avait ouvert les yeux à cet égard (voy. *Rech. sur les valv.*, 2ᵉ éd., p. 357).

Cette quatrième opération, pratiquée le 28 octobre, en présence de M. Blandin, de M. Bouisson de Montpellier et de toute la clinique, eut un bon résultat : malheureusement je fus obligé de quitter Paris le 4 novembre, pour un voyage en Italie qui devait durer tout l'hiver, et je ne pus pas prendre les soins que je prends habituellement pour prévenir la réunion des parties divisées et prévenir la récidive. Celle-ci eut donc lieu, et je suis même surpris qu'elle ait été près de sept mois à se produire. A mon retour, au mois d'avril, je n'eus rien de plus pressé que de revoir Nozot ; je le fis uriner devant moi, et comme il rendit encore spontanément un demi-verre d'urine environ, je lui promis qu'une nouvelle opération serait suivie d'une guérison durable. Mais un autre avait eu l'art de détruire la confiance qu'il avait en moi (1).

(1) Vers le mois d'août, le hasard me conduisit dans le service de M. Gerdy. Ce professeur me reprocha alors d'avoir publié, comme cas de guérison, l'histoire d'un malade qui n'était rien moins que guéri.

Obs. V. — En passant à Marseille, je fus appelé par le docteur Rougier auprès de **M. P...**, aubergiste sur le grand chemin d'Aix, âgé de soixante-sept ans. Cet homme, encore fort et vigoureux, était affecté de dysurie depuis douze ans, et, depuis deux ans et demi, d'une rétention telle qu'il ne rendait pas une seule goutte sans sonde. Je l'opérai devant le vénérable et savant doyen de l'Ecole de médecine de Marseille, **M. Cauvière**, ainsi que devant **MM.** les docteurs Dor et Rougier, le 2 avril **1849**. Le sang s'arrêta dès le lendemain, mais l'urine ne coula point.

Sur ma réponse que je défiais qui que ce soit de citer un fait de ce genre, il ajouta : Vous allez précisément en avoir la preuve dans un instant : M. Guillon doit m'amener aujourd'hui un malade qui n'urine pas, bien que vous ayez publié le contraire. Du moment qu'on me parla de M. Guillon, je compris de quelle nature était le trait lancé, et j'attendis de pied ferme. Je vis en effet arriver Nozot à la consultation, et je lui fis exposer devant M. Gerdy les circonstances et les suites de mon traitement telles qu'elles ont été rapportées plus haut, telles qu'il les a racontées plus tard devant M. Guillon lui-même.

Une question me restait encore à éclaircir : je n'avais jamais publié l'observation de Nozot. M. Gerdy voulut bien alors me mettre sur la voie : M. Guillon lui avait dit que c'était dans la *Gazette des Hôpitaux*. Je cherchai alors, et voici ce que j'y trouvai, au sujet de ce malade, dans un article publié comme compte-rendu d'une leçon de M. Blandin : «.... Une fois la certitude acquise de l'affection à laquelle on avait affaire et de l'existence d'une valvule au col vésical, **M. Mercier** proposa d'appliquer sur lui le traitement qu'il avait déjà plus d'une fois mis en usage avec succès dans des cas pareils, et qui consiste à fendre le col de la vessie avec un instrument particulier, à pratiquer sur lui deux, trois ou quatre incisions ou débridements. *Témoin déjà à plusieurs reprises de la réussite de cas pareils*, M. Blandin consentit facilement à l'emploi de cette méthode. Sous ses yeux, M. Mercier pratiqua cinq ou six débridements, divisa cette valvule, et *finit par rendre à l'urine un libre passage* (Gaz. des Hôp., 1849, p. 56). » Ici, je ferai observer 1° qu'il m'aurait fallu une singulière audace pour publier comme compte-rendu d'une leçon de M. Blandin, et à une époque où ce professeur était parfaitement vivant, un récit qui, d'après M. Guillon, n'aurait été qu'un effronté mensonge ; 2° que la manière dont l'opération est décrite prouve que ce récit n'a pas été rédigé par moi, ni d'après mes inspirations ; 3° enfin il est de notoriété publique que, le 23 janvier 1849, époque de sa publication, je parcourais l'Italie, où je m'occupais de toute autre chose que de l'observation de Nozot.

Quatre jours après, je fis une seconde opération ; celle-ci fut suivie d'une hémorrhagie qui, pendant deux jours, fut très-abondante : elle n'eut pas non plus de résultat satisfaisant. Le 10, je fis une troisième opération. Après celle-ci, le sang s'arrêta dans la nuit même ; il ne coula encore que quelques gouttes d'urine. Je réitérai en conséquence, quatre jours après, l'opération, mais cette fois avec mon instrument à deux lames. L'urine sortit alors plus franchement ; mais le jet n'était pas encore volumineux. Comme l'écoulement de sang était assez modéré, que d'ailleurs le temps me pressait et que je regrettais vivement d'être obligé de quitter ce malade sans qu'il urinât parfaitement, je résolus, dès le lendemain, d'agrandir encore un peu la division à l'aide de mon valvulotôme en coulisse ; mais cette fois il y eut encore une hémorrhagie presque aussi abondante qu'après la deuxième opération.

Lorsque je quittai Marseille, M. P... urinait avec un assez bon jet lorsqu'on faisait une injection froide dans la vessie ; mais ce jet était petit dans les circonstances ordinaires, et la vessie ne se vidait pas complétement. Il était évident qu'une dysurie aussi prolongée avait fait perdre à la vessie de sa contractilité : je conseillai donc au malade de s'introduire pendant un assez long temps une sonde élastique à courbure fixe volumineuse, pour faire des injections froides et prévenir autant que possible la réunion des parties divisées. La dépression aurait été sans doute plus sûre et plus efficace ; mais les circonstances ne me permirent pas de la mettre en usage.

Je reviendrai un peu plus loin sur la cause des difficultés que ces deux dernières observations m'ont présentées ; mais celle-ci m'a offert en outre une circonstance digne au plus haut point d'attention : je veux parler de l'hémorrhagie.

J'ai déjà entretenu mes lecteurs de cet accident, qui est à peu près le seul que j'aie observé (1) : je vais encore y revenir à cause de son

(1) M. Leroy, pour prouver que ses *scarifications* sont plus profondes

importance. J'ai rapporté un fait (obs. III de la
2ᵉ série) où le cathétérisme, pratiqué avec une
certaine difficulté trois jours après l'opération,
détermina un écoulement de sang plus abondant
que l'opération elle-même. De ce fait et de quelques autres analogues, je conclus que les hémorrhagies consécutives sont souvent plus sérieuses
que les primitives : de là les précautions que j'ai
recommandées relativement à la dépression. Dans
le cas présent, une perte de sang abondante suivit
deux fois l'incision ; mais remarquons que, la première fois, le malade avait été opéré quatre jours
auparavant, et qu'il l'avait été la veille même de
la seconde fois. Ce n'était pas sans une juste ap-
préhension que je m'étais décidé à agir comme
je l'ai fait ; je me disais que, lorsque les tissus
sont enflammés et leurs vaisseaux gorgés de sang,
on doit être plus exposé à une hémorrhagie que
lorsqu'ils sont à l'état normal ; mais j'étais, je le
répète, vivement pressé par le besoin de revenir
à Paris, d'où j'étais éloigné depuis six mois ; aujourd'hui que mes craintes se sont si bien réa-
lisées, je ne m'y exposerais plus.

La coagulation du sang dans la vessie n'a pas

que mes *incisions*, dit que je n'ai pas signalé d'hémorrhagie chez mes
opérés (*Thérap.*, p. 76). En parlant ainsi, ou bien il n'a pas eu d'autre in-
tention que de faire une supposition utile aux intérêts de sa cause, ou bien
il ne s'était pas même donné la peine de lire les ouvrages qu'il criti-
quait. Non seulement j'ai signalé l'hémorrhagie, mais encore j'ai indiqué un moyen de la prévenir (voy. *Rech. sur les valv.*; etc., p. 282 de
la 1ʳᵉ édit., et p. 282, 373 et 375 de la 2ᵉ).

eu , comme on a pu le voir, des suites bien graves dans ma pratique; mais on n'en doit pas moins prendre toutes les précautions possibles pour l'éviter, parce qu'elle effraie les malades, et que l'extraction ne s'en fait pas sans difficulté. On me saura gré, je pense, de transcrire ici les conseils que j'ai donnés ailleurs relativement à cette extraction :

« .... J'introduis une grosse sonde, élastique ou non, par le procédé que le cas me semble exiger, et si je m'aperçois qu'elle se trouve obstruée par du sang, je pousse dans sa cavité une tige *flexible et fine* terminée par un renflement sphérique proportionné au calibre de la sonde, un peu plus faible cependant. Les bougies exploratrices à renflement terminal, qu'elles soient en métal ou en gomme élastique, conviennent parfaitement. Ces bougies pénètrent avec facilité ; et comme j'ai supposé que leur renflement ne remplit pas exactement la sonde, les caillots qu'il écrase passent au-devant de lui, et il les amène au dehors lorsqu'on retire la bougie. Bien mieux, on peut pousser ce renflement jusque dans l'extrémité de la sonde, et attendre, avant de le retirer, qu'une certaine quantité de caillots se soit engagée dans le canal par ses orifices latéraux ; on en extrait alors des quantités considérables, surtout si la bougie est métallique, parce qu'alors la tige qui supporte le renflement peut n'être qu'un simple fil d'argent ou de laiton, qui ne diminue en rien la capacité de la sonde.

« Dans quelques cas, il est bon de joindre au moyen précédent l'aspiration faite à l'aide d'une bonne seringue; mais il faut prendre alors quelques précautions dont l'oubli pourrait entraîner des accidents sérieux.

« Règle générale, on ne doit pratiquer cette aspiration qu'autant qu'on est parfaitement sûr qu'il existe dans la vessie un liquide à aspirer; autrement, on exercerait sur la muqueuse elle-même une succion, d'où résulterait une congestion ou même une exhalation sanguine. On acquiert assez facilement cette certitude lorsque la réplétion est considérable; mais lorsque cela n'est pas, dans les cas, par exemple, où la vessie est racornie par une inflammation prolongée, le diagnostic est bien moins facile.

« Il faut donc toujours commencer par pousser une certaine quantité d'eau, légère si la vessie est très-distendue, plus forte dans le cas contraire. On aspire ensuite; mais on a soin de ne jamais retirer le piston plus qu'on ne l'a poussé d'abord, à moins que la facilité avec laquelle l'aspiration se fait ne permette pas de douter qu'un liquide contenu dans la vessie n'afflue dans la seringue; en d'autres termes, on ne se permet des tractions tant soit peu énergiques sur le piston qu'autant qu'on ne l'a pas retiré plus qu'on ne l'avait poussé d'abord. C'est surtout vers la fin qu'il faut observer cette règle, parce qu'il pourrait arriver que l'organe, quoiqu'en réalité distendu par du sang, en contînt cependant moins qu'on ne l'avait cru, et qu'après l'avoir vidé, on continuât encore l'aspiration.

« En réitérant ainsi un certain nombre de fois ces injections et ces aspirations, il est rare qu'on ne parvienne pas à retirer tous les caillots. Toutefois, si la masse était tellement compacte que cette manœuvre ne pût parvenir à la délayer et à l'extraire, on aurait recours à la sonde évacuatoire à double courant que j'ai décrite dans mon *Mémoire sur la lithotritie*, sonde qui ne manquera jamais son but, mais que peu de personnes ont sous la main (*Gazette méd.*, 1848, p. 389). »

Obs. VI. — Le 13 juin 1849, je fus appelé par le docteur Homolle auprès de M. L..., fruitier, rue des Petits-Augustins, 24, affecté depuis longtemps d'une uréthrite chronique, et, depuis deux jours, d'une rétention d'urine complète. Les sondes ne pouvaient franchir le col de la vessie; à l'aide d'une sonde fortement courbée, je triomphai immédiatement de cette difficulté, et, au bout de trois ou quatre jours, lorsque l'inflammation aiguë causée par cet accident fut tombée, j'examinai le col de la vessie, et je trouvai une valvule qui, d'après son origine inflammatoire et l'âge où la dysurie avait débuté, était évidemment musculaire.

Le cathétérisme et les moyens antiphlogistiques furent prolongés jusqu'au 30 juillet; mais la miction n'éprouvant aucun changement, je pratiquai la division de la valvule d'abord avec mon valvulotôme à soulèvement, puis avec celui à coulisse. Les suites de l'opération furent on ne peut plus simples. Le deuxième jour, le sang s'arrêta; le cinquième, je commençai l'introduction de sondes élastiques à courbure fixe sans mandrin, et, enfin, le douzième jour, j'en vins à la dépression. Ce n'est qu'alors que l'urine coula ; mais son cours s'améliora rapidement. Enfin, je pratiquai la dilatation forcée, et, depuis ce temps, la miction se fait aussi bien qu'elle ne s'est jamais faite.

Obs. VII. — M. S..., de Constantinople, de cinquante-cinq à soixante ans, me fut adressé par le professeur Cauvière, de Marseille. Cet honorable négociant avait eu, il y a une dixaine d'années, une légère uréthrite, qu'il croit s'être parfaitement dissipée ; cependant, il existe encore aujourd'hui une sensibilité excessive de la partie profonde de l'urèthre. Il y a cinq ou six ans, il fut pris d'une rétention d'urine complète, qui disparut sous l'influence de simples moyens antiphlogistiques ; mais, depuis, il était toujours resté un certain degré de dysurie. Ce n'est pas qu'il restât beaucoup d'urine dans la vessie, mais la miction nécessitait de grands efforts, et se faisait malgré cela avec lenteur. En outre, le malade éprouvait constamment dans le bas-ventre une sorte de malaise indéfinissable tel, qu'il lui semblait que la vessie fût constamment remplie.

Je constatai, à l'aide de mon explorateur, que le bord postérieur du col de la vessie formait une valvule bien marquée et que la région prostatique était excessivement sensible. Je prescrivis un régime très-doux, des pilules de goudron et de l'eau de Vichy, traitement qui fut suivi d'une manière assez irrégulière pendant un séjour de près de deux mois que le malade fit à Londres.

A son retour, ne trouvant aucun changement, et prenant en grande considération ses craintes relativement à l'embarras qu'il pourrait éprouver à Constantinople si la rétention d'urine venait à augmenter, et surtout à devenir complète, comme elle l'avait déjà été, je me décidai à l'opération, et je la lui pratiquai, le 5 octobre 1849, avec mes deux instruments, comme dans le cas précédent. Les suites furent on ne peut plus heureuses ; il n'y eut pas la moindre fièvre ; l'écoulement sanguin fut très-modéré et s'arrêta dans la matinée du deuxième jour. Je passai une sonde élastique courbe très-volumineuse le sixième jour, et je commençai la dépression vers le quinzième.

Aussitôt après l'opération, l'urine coula avec la plus grande facilité, et les sensations désagréables du bas-ventre disparurent complétement.

M. S... partit pour son pays vers le 10 novembre, en très-bon état. Il ne lui restait plus qu'un peu de sensibilité du canal, contre laquelle j'avais vainement essayé l'injection d'une pommade zinco-opiacée. J'aurais employé les injections caustiques, si ses affaires lui eussent permis de rester à Paris plus longtemps.

Dans ces deux observations, j'ai employé, sans désemparer, mes deux instruments. Pourquoi n'ai-je pas achevé l'opération avec un seul? C'est que le second, qui parvient à diviser plus complétement l'obstacle, n'agit que peu à peu et d'une manière moins nette. Je pense donc toujours qu'il y a avantage à commencer par le premier, qui fait immédiatement presque tout, et de terminer par le second, qui achève peu à peu ce que l'autre n'aurait pu faire.

Cette conduite m'a, comme on le voit, on ne peut mieux réussi. N'a-t-elle pas été pour beaucoup dans la marche de l'opération, qui a été si simple dans ces deux derniers cas, si on la compare avec ce qui s'est passé dans les deux précédents? Sans doute elle y a contribué; mais il est une circonstance à laquelle j'attache plus d'importance encore, c'est que dans ceux-ci la valvule était prostatique.

J'ai déjà dit quelles difficultés particulières celles-ci présentent à l'opérateur : tandis qu'après la division des valvules musculaires les lèvres de la plaie tendent d'elles-mêmes à s'écarter, dans les valvules prostatiques elles restent, au contraire, pressées l'une contre l'autre. J'ai tâché, comme on l'a vu p. 459, d'amoindrir cette pression ; mais le résultat, quoique bon, ne m'a pas encore complétement satisfait. J'ai donc pensé qu'au lieu de déterminer un lambeau médian, il vaudrait mieux l'exciser. J'ai dit, p. 255 de mes *Recherches sur les valvules*, pour quelles raisons j'avais renoncé à l'excision : j'y suis revenu aujourd'hui même, dans un cas de valvule prostatique, avec un succès immédiat très-satisfaisant.

Je dirai les modifications que j'ai fait subir à mon instrument et à mon procédé primitifs, dans le deuxième volume de mes *Recherches sur les maladies des organes urinaires et génitaux des hommes âgés*, qui paraîtra bientôt, et où le traitement des diverses formes de l'hypertrophie prostatique occupera une grande place (1).

(1) Alors aussi je répondrai à quelques critiques étrangères au sujet dont je m'occupe en ce moment. Mais il est un reproche tout à fait extra-scientifique que M. L. m'adresse avec tous les accents de l'indignation : je lui ai adressé des *injures* (*Thérap.*, p. 52) et je l'ai accusé de *captation* (*ibid.*, p. 86).

Sur la question des injures, M. L. ne devrait pas être trop chatouilleux : combien de notabilités en chirurgie n'a-t-il pas flétries, injuriées ? Parce que j'ai dit : « Je ne ferais pas telle et telle chose », il prend cela pour des injures personnelles ; il a donc la conscience bien peu tranquille ! Si des injures lui ont été adressées, c'est bien par lui-même lorsqu'il a publié ce qui suit : « ..... Quant aux journaux quotidiens (puisqu'il faut parler net), je conviens que j'ai parfois permis à des amis d'y glisser quelques mots d'éloge ; pourtant j'avouerai que, dans les premiers temps, j'éprouvais beaucoup de répugnance pour cette manière de se faire une réputation ; je poussais même la candeur jusqu'à me révolter de cette idée. Mais bientôt l'exemple de mes maîtres et la nécessité de combattre mes rivaux avec leurs propres armes m'ont démontré que mes scrupules n'étaient que sottise ; le rôle de Don Quichotte de la dignité médicale m'a semblé aussi ridicule qu'inutile, et j'ai trouvé plus sage d'imiter le chien qui portait à son cou le dîner de son maître ; j'ai dit : *Point de débats, mon lopin me suffit, et là-dessus j'ai happé mon morceau.* Et ainsi ferai-je tant que la considé-ration et la *fortune* prendront leur source autre part que dans l'opinion de ceux qni sont capables de nous connaître et de nous juger (*Histoire de la lithotritie,* p. 53 de la Préface, 1839). » Certes, ce passage prouve que M. L. a des amis bien dévoués, des amis tels que personne n'en a ; mais il ne prouve pas qu'il se soit opposé le moins du monde à leur excès de complaisance. Aussi je dis qu'il est plus injurieux pour son auteur que tout ce qu'on pourrait dire, et celui-ci l'a si bien senti qu'il n'a pas tardé à le supprimer et à le remplacer par un carton. Voilà pourquoi les exemplaires où il se trouve sont assez rares aujourd'hui.

Quant à l'accusation de captation, voilà ce dont il s'agit : M. L., sous prétexte qu'il avait des ennemis dans la première commission d'Argen-teuil (ses ennemis étaient-ils donc mes amis ?) a cru devoir faire *délé-gation de ses chances* à l'association de prévoyance des médecins de Paris. Moi, son compétiteur, je me suis permis de croire que cette manière de faire n'était pas excessivement loyale ; et, en effet, suppo-sons que la magistrature soit réduite à l'état précaire où se trouve la profession médicale et qu'il y ait une caisse de secours pour les ma-gistrats, que penserait-on du plaideur qui dirait à ses juges ; « Si je gagne mon procès, je fais délégation de tous mes bénéfices à votre caisse de secours ? » Il n'y aurait qu'une voix, je crois, pour accuser ce plaideur de *captation.* Or, M. L. n'a fait ni plus, ni moins.

« Mais, dit-il, la décision de la première commision ayant été annulée par l'Académie et le concours ayant été rouvert, il n'était plus posible de cacher l'acte en question » ; et plus loin : « Le secret du transport à la caisse de prévoyance, *fidèlement gardé jusqu'après la décision de la première commission,* répond suffisamment à l'une des accusations de M. Mercier (*Thérap.,* p. 85 et 86). » Comment osez-vous, monsieur Leroy, violer ainsi la vérité sur un point qu'il est si facile de rectifier par des dates ? Vous avez publié votre *délégation* dans la dédicace de votre *Traité des angusties* qui porte le millésime de 1845, et ce n'est qu'à la fin de 1846 que le jugement de la première commission a été dé-cidé, soumis à l'académie et annulé !

P. S. — Au moment où je mets sous presse, il revient sous ma plume un nom qui, je l'espérais bien, ne devait plus y reparaître : c'est celui de M. Guillon ; mais j'apprends que la deuxième commission d'Argenteuil, dépassant en cela sa devancière, a fractionné le prix en cinq parties égales sous le titre plus que modeste d'*encouragements,* et qu'elle m'a mis sur le même rang que M. Guillon ! voilà pourquoi cet homme, qui sait si bien s'insinuer partout, et surtout dans le cœur de certains académiciens, doit reprendre sa place dans cet écrit.

Je vais commencer par reproduire, pour l'édification de ses suppôts, les passages qui le concernaient dans la préface de la première édition de mes *Rech. sur les valvules* (1844), passages dont j'avais cru devoir purger ma deuxième édition.

« Jusqu'à présent, du moins, je n'avais eu affaire qu'à des hommes qui, je me plais à le reconnaître, étaient assez riches de leur propre fonds pour pouvoir se dispenser d'empiéter sur le mien, à des hommes que j'aurais moi-même honorés, s'ils m'en eussent laissé le libre arbitre. Mais, depuis peu, un nouvel adversaire s'est rencontré... Celui-ci a été d'autant plus violent à l'attaque qu'il est plus léger de bagage à défendre, et que, pour lui, toutes les armes sont bonnes.

« Dans l'impossibilité où je me trouve de caractériser ses procédés à mon égard, sans faire usage d'expressions malsonnantes, je vais donner un aperçu succinct et fidèle des faits : le lecteur jugera.

« Dès le commencement de l'année 1836, j'avais insisté sur certaines *valvules* que l'hypertrophie de la prostate détermine fréquemment derrière l'orifice interne de l'urèthre, et qui échappent d'autant plus facilement aux investigations qu'elles ne font pas une saillie sensible dans la vessie.

« Bientôt, je m'aperçus que beaucoup de ces valvules n'étaient pas l'effet d'une altération de la prostate, et cette distinction, je l'établis dans le premier volume de mes *Recherches*, au commencement de 1841. Mes idées ne parurent pas sans doute dépourvues de justesse, car un chirurgien s'en empara immédiatement, et non-seulement il les reproduisit dans un livre, mais encore il en fit l'objet d'un mémoire qu'il présenta à l'Institut. Je réclamai, et, pendant quelque temps, on me laissa tranquille sur ce chapitre.

« Mais, au mois de septembre dernier, M. G..., qui jusqu'alors ne s'était pas mêlé au débat (et ce n'est pas son habitude quand il s'imagine en avoir le moindre prétexte), adressa à l'Académie de médecine une lettre dans laquelle il appelait l'attention sur une ischurie qu'on attribue à tort, dit-il, à une paralysie de la vessie et qu'il guérit en divisant une sorte de valvule placée à l'orifice interne de l'urèthre.

« Mes droits me parurent passablement lésés dans cette communication; toutefois j'y fis peu d'attention. Mais, le 28 novembre, M. G... revint à la charge, enhardi sans doute par sa première tentative, et c'est alors que je crus devoir rappeler à l'Académie que mes premiers travaux sur les valvules du col de la vessie remontaient à 1836, et que, depuis ce temps, je n'avais jamais cessé de m'en occuper dans diverses publications.

« Qu'a répondu mon adversaire ? A défaut de raisons meilleures, il s'est ingénié à prouver que je ne m'étais occupé que de travaux anatomiques et que mon âge n'avait pu me permettre de me livrer avec fruit

aux hautes spéculations thérapeutiques qui, depuis nombres d'années,
ont le privilége exclusif d'occuper sa vaste intelligence (*Gaz. Méd.*,
1843, p. 828. — *Gaz. des Hôp.*, 1843, n° 151, et 1844, n° 49).

« Il ne réfléchissait pas sans doute qu'il y a des hommes qui doublent
leur existence par le travail, tandis qu'il en est qui atteignent au seuil
de la vieillesse sans s'être donné d'autre peine que celle d'imiter ou
même de copier servilement les autres. Il ignorait aussi probablement
que l'anatomie est la seule base solide des études et de la thérapeutique
chirurgicales.

« Rien ne l'a arrêté dans cette voie, pas même le risque d'un démenti
formel ; et, dernièrement encore, sans preuve ni raison quelconques, il
a affirmé à l'Académie que je n'avais jamais opéré de valvules, tandis
que je pouvais au moins lui en citer six cas parfaitement authentiques.

« Non content de cela, il a cru utile à sa cause de me combattre par
moi-même, et cette raison lui a suffi pour soutenir que j'avais écrit,
en 1841, *que j'espérais inventer plus tard un instrument propre à
pratiquer cette opération*, lorsque, au commencement de 1839, j'avais
présenté un instrument de ce genre à la Société anatomique (voir le
bullet. de 1839, p. 72).

« Ce n'est pas tout : lorsque j'eus réclamé contre ses prétentions à
la découverte des *valvules du col de la vessie*, voici ce qu'il répondit
à l'Académie de médecine : « Notre jeune confrère s'est plaint de ce
que je ne l'ai pas nommé ; puisqu'il désire que j'indique d'une manière
précise et authentique à quelle époque remonte ma *découverte*, je ferai
remarquer que j'ai reconnu la nécessité de ces sortes d'incisions, et
que je les ai pratiquées pour la première fois à une époque où il ne
s'occupait vraisemblablement pas encore de l'art de guérir. C'est le 4
août 1831 que j'ai communiqué à la Société de médecine pratique, pré-
sidée alors par l'illustre professeur A. Dubois, mon premier fait de cette
nature ; j'ajouterai même que notre célèbre maître n'approuva pas cette
opération (*Acad. Méd.*, séance du 19 décembre. — *Gaz. Méd.*, 1843,
p. 828) ».

« Comme M. G... n'indiquait pas le recueil où se trouve le procès-
verbal de la séance à laquelle il avait communiqué son *premier* fait,
je fis des recherches et voici ce que je trouvai : « Au sujet d'un dila-
« tateur présenté par M. Cresson d'Orval, M. Dubois s'élève contre
« l'emploi d'un pareil instrument dans les *rétrécissements de l'urèthre*.
« Ce grand praticien dit aussi qu'il ne conçoit guère les avantages
« qu'on peut espérer des incisions pratiquées *dans ce canal*. M. Guillon
« lui répond en citant *plusieurs* cas de *rétrécissement de l'urèthre*
« avec rétention d'urine complète, qui avaient été traités sans succès
« par des praticiens fort recommandables et dont il a obtenu la guéri-
« son au moyen de son urétrotôme ou d'un autre instrument qu'il

« nomme sarcotôme de l'urèthre et de la dilation. Il ajoute ensuite que
« ces instruments ne sont applicables que dans certains cas, surtout ce
« dernier qu'il n'a encore employé que *cinq fois* depuis deux ans (*Soc.*
« *de Méd. prat.*, séance du 4 août 1831. — *Gaz. des Hôp.*, 20 sep-
« tembre 1831, p. 200). »

« Remarquons, en passant, que M. G... dit avoir communiqué son
premier fait à cette séance et qu'il est ici question de *cinq.* En outre,
dans le seul cas détaillé où il prétend avoir employé son sarcotôme,
il ne s'agissait *que d'une cloison résultant d'une fausse route et sé-*
parant l'urèthre en deux (séance de la même Société, 5 janvier 1832.
— *Gaz. des Hôp.* du 14 février suivant, p. 451).

« En conséquence, je répliquai à mon tour que j'étais surpris de
voir M. G... citer des cas de *rétrécissement de l'urèthre* pour prouver
qu'il avait découvert les *valvules du col de la vessie,* et il répondit,
après plus de deux mois, que « le secrétaire de la Société s'était servi
du mot *rétrécissement,* parce que c'était l'expression générique consa-
crée par l'usage » ; mais que c'était *rétrécissement* VALVULAIRE qu'il
aurait dû dire (*Gaz. des Hôp.*, 1844, n° 25. — *Gaz. Méd.*, p. 145).

« Que penser d'un pareil faux-fuyant? Dans l'espace de *treize an-*
nées n'aurait-il pas été facile à M. G... de rectifier cet oubli du secrétaire, dans l'une de ces petites communications dont il est si prodigue?
Et encore il a joué de malheur en tout cela ; car le mot *valvulaire*
ne suffisait pas, puisque ce nom a été donné à certaines formes de
rétrécissement qu'on peut rencontrer dans toute l'étendue du canal,
excepté, peut-être, dans sa partie la plus profonde, et que, dans les
cas en question, *non-seulement le col de la vessie n'est pas rétréci,*
mais que souvent même il est dilaté.

« Toutes les autres assertions de M. G... sont de cette force tous
les textes sur lesquels il s'appuie sont aussi explicites. Souvent il cite
une communication faite à la Société de médecine pratique le 1er mai
1832 ; mais il ne parlait alors que de « saignées pratiquées dans l'urèthre, à l'aide de son scarificateur, pour faire disparaître l'inflammation chronique de quelques points du canal, celles des glandes de Cooper et de la prostate (*Gaz. des Hôp.*, 1832, p. 119). » Souvent encore
il renvoie à la *Revue Médicale* du mois de février 1839 ; mais ce tra-
travail ne contient de nouveau que l'excision de tumeurs prostatiques
qu'il dit avoir pratiquée. Or, cette excision, je l'ai proposée dans une
lettre adressée, le 20 juin 1836, à l'Académie des Sciences, et quant
aux faits cités par M. G..., je ferai voir une autre fois ce qu'ils valent.

« Je ne répondrai pas aux petites aménités disséminées çà et là dans
les lettres de mon adversaire (Voy. entre autres *Gaz. des Hôp.*, 1844,
n° 25); mais il en est venu jusqu'à m'accuser de l'avoir copié. Moi le
copier! Il me supposerait donc doublement pauvre d'esprit ! J'aime

mieux croire qu'il n'a eu d'autre but que de donner le change à l'attention du public ; mais ce stratagème est trop connu pour tromper qui
que ce soit.

« J'avais d'abord eu l'idée de prouver l'inanité de ses prétentions, en
reproduisant tous les textes sur lesquels il les appuie ; mais je me suis
bientôt aperçu que c'eût été accorder une importance ridicule à ce qui
n'en vaut pas la peine, et je n'ai pas voulu donner le spectacle d'une es-
crime à la Don Quichotte.

« Je me contenterai donc de réitérer ici le défi que j'ai déjà adressé à
M. G..., de produire, je ne dis pas une seule phrase, mais une seule
ligne, un seul mot antérieur à mes travaux de 1841, et désignant, d'une
manière nette et prise, les *valvules,* ou ce qu'il appelle aujourd'hui les
rétrécissements valvulaires du col de la vessie. Mais point d'ambages,
point de subterfuges : un seul mot bien clair, bien authentique vaudra
mieux que la pièce en carton et le malade prétendu guéri qu'il a présentés à l'Académie. Comment, en effet, n'a-t-il pas senti que pour
avoir le droit de s'appuyer, comme il le fait à chaque instant, sur le
témoignage d'une commission, que, pour se faire de noms honorables
une sorte de plastron, *il aurait fallu faire constater la nature de la maladie avant de donner à constater la guérison ?* »

M. G..., dans une lettre qu'il vient de distribuer à l'Académie de médecine au moment où il croyait que cette Société allait sanctionner le
jugement de la commission (il aime beaucoup les sourdes menées, les
accusations occultes), M. G..., dis-je, ne s'est pas contenté de renouve-
ler ses prétentions mensongères, il vient de m'attaquer dans ma probité
scientifique ! *Audaces fortuna juvat...* Il reproduit ses calomnies à propos
de l'observation de Nozot (*voy.* p. 457), et il ajoute que ce malade est
actuellement *en voie de guérison.* Je veux bien le croire pour cette fois-
ci ; mais il me semble que voilà bientôt sept mois que Nozot est entre
ses mains, et cet homme que j'avais fait uriner *librement*, suivant
l'expression du professeur Blandin, en cinq semaines de temps (et non
quatre mois comme l'a dit M. Guillon), n'a pas encore été ramené, en
sept mois, à l'état où je l'avais laissé ! Comme il ne s'agissait plus que
d'agrandir un peu la division que le travail de cicatrisation avait trop
diminuée, faute d'un traitement consécutif que les circonstances ne m'a-
vaient pas permis de mettre en usage, moi je me serais fait fort de
parfaire la guérison en deux ou trois semaines si M. G... ne m'eût
pas supplanté.

Une autre de mes cures offusque les yeux de M. G..., c'est celle du
docteur V... de Bordeaux, qui a avec Nozot cela de commun, que M. G...
l'avait traité avant moi, sans le moindre soulagement, sans même savoir quelle était sa maladie. (Obs. XVII de ma 2e série). Il dit que
j'ai cru reconnaître une valvule ; mais mon opération a été faite en

présence du docteur Chamberet et du baron Heurteloup, qui a exploré le malade, et qui, n'en déplaise à M. G..., est un meilleur juge que lui. Il donne à penser que mon opération n'a rien changé à la position du malade. Mais la phrase suivante que j'ai extraite de la relation détaillée que M. V... m'a laissée de sa maladie et que je montrerai à qui voudra la voir, répond suffisamment à cette assertion : « Cette fois l'urine coula à plein canal et sans la moindre douleur au col de la vessie ou dans l'urèthre, ce qui avait toujours eu lieu depuis mon accident : *j'éprouvai enfin un bien-être, un bonheur que je ne connaissais plus depuis trente-neuf ans.* » L'hiver suivant, il est vrai, fit reparaître quelques accidents dépendant, non pas de la dysurie, mais d'un retour de cystite, ainsi que peuvent le témoigner deux lettres que M. V... m'a écrites en février et mars 1848, sept mois après son départ de Paris. Je lui conseillai alors de faire dans sa vessie des injections de nitrate d'argent à haute dose, ainsi que le prouve la deuxième des lettres que je viens de citer, et si le malade a obtenu de bons effets de ces injections, ainsi que le dit M. G..., c'est à mes conseils et non pas à ceux de ce dernier qu'il les doit. *

M. G..., en parlant de prétendus accidents survenus chez Nozot, dit : « Je pourrais citer d'autres cas où les opérations de M. Mercier ont eu des suites plus fâcheuses encore. » Quels sont ces cas ? Je le somme de les citer. Mais non, il n'aurait pas tardé jusqu'à présent à le faire, s'il l'eût pu : qu'importe une médisance de plus à celui qui ne recule pas devant l'emploi de la calomnie ?

Ce qu'il y a de mieux, c'est que M. G... s'indigne qu'on m'ait mis à son niveau ! En vérité, cette humiliation était la dernière à laquelle je pusse m'attendre. En recevant un coup pareil, je ne puis que m'écrier avec certain lion de la fable :

Mais c'est mourir deux fois que souffrir tes atteintes !

* Je viens de recevoir de M. V. une lettre que j'ai adressée le jour même à l'Académie de Médecine (19 fév.). Cet honorable confrère est indigné que M. G. s'attribue l'honneur de sa guérison, d'autant plus que, circonstance qu'il ne m'avait pas fait connaître, ce ne fut qu'après que M. G. eut cessé spontanément de le voir, qu'il s'était adressé à M. H.

QUELQUES MOTS SUR LE JUGEMENT DE L'ACADÉMIE DE MÉDECINE.

L'Académie a pris enfin une décision ! Une première commission, composée en grande partie de spécialistes, avait, après trois années d'examen, partagé le prix d'Argenteuil entre quatre concurrents, et elle m'avait accordé 3,000 francs. L'Académie, convaincue alors qu'elle n'avait pas le droit de faire ce partage, et craignant peut-être que les spécialistes n'eussent pas apporté dans leur examen toute l'impartialité désirable, annula ce jugement et nomma une nouvelle commission d'où les spécialistes étaient soigneusement exclus : elle n'avait pas réfléchi sans doute que s'il existe des rivalités entre les spécialistes, il y a plus encore d'encyclopédistes à spécialistes. En effet, la majorité de la nouvelle commission, après trois nouvelles années, décida qu'il n'y avait pas lieu, non-seulement de donner le prix, mais même d'établir une prééminence quelconque, et elle proposa de donner cinq encouragements égaux. Toutefois l'Académie trouva ce jugement trop favorable encore, puisqu'elle borna ses générosités à six mentions honorables, promettant de répartir la somme qui devait constituer ce prix entre les trois ou quatre qui suivront : il est vrai qu'un nouvel élément était venu, comme je le dirai tout à l'heure, compliquer la question.

Je ne rechercherai pas si l'alternative posée par le testateur, dans le cas où son but principal ne serait pas rempli, si l'intervalle de six années qu'il a fixé d'avance entre chaque proclamation n'annonce pas la volonté bien arrêtée que son prix soit donné chaque fois, je me contenterai de rapporter ici ses expressions :

« Je lègue à l'Académie de Médecine la somme de 30,000 fr., pour
« être placée, avec les intérêts qu'elle produira, du jour de mon décès,
« en rente sur l'Etat, dont le revenu accumulé sera donné tous les six
« ans à l'auteur du perfectionnement le plus important apporté, pen-
« dant cet espace de temps, aux moyens curatifs des rétrécissements
« du canal de l'urèthre. Dans le cas, mais dans ce cas seulement, où,
« pendant une période de six ans, cette partie de l'art de guérir n'aurait
« pas été l'objet d'un perfectionnement assez notable pour mériter le
« prix que j'institue, l'Académie pourra l'accorder à l'auteur du per-
« fectionnement le plus important apporté, durant ces six ans, au trai-
« tement des autres maladies des voies urinaires. »

Je ne rechercherai pas non plus si l'Académie avait, plus qu'un simple particulier, le droit de faire fructifier à son profit un dépôt qui ne lui appartenait pas, et de l'exposer à être englouti dans une faillite, comme cela est arrivé. Je suis sûr que, si l'on eût agi franchement, nul des compétiteurs n'aurait à cet égard élevé la moindre réclamation, et moi-même je n'aurais pas touché ici cette misérable question, s'il n'était certain qu'elle a une grande influence sur le jugement. En effet, si l'Académie eût accordé le prix soit à un, soit à plusieurs compétiteurs, elle eût été obligée d'avouer ouvertement la mauvaise gestion des fonds qui lui étaient confiés; tandis qu'en promettant de répartir la somme qui devait former ce prix entre les trois ou quatre qui suivront, elle trouvera, dans les intérêts que chacun d'eux produira depuis le temps où il sera complété jusqu'à celui où on le décernera, le moyen de solder son arriéré. Elle aura ainsi couvert son honneur aux dépens de la considération des concurrents actuels.

Je dis que c'est aux dépens de notre considération; car si l'on eût décerné le prix à un seul, cela n'aurait pas impliqué que les travaux des autres fussent sans valeur; mais déclarer qu'aucun n'a mérité même un encouragement, c'est pour tous, il faut en convenir, une appréciation peu flatteuse.

Du moins, quand on prononce un jugement aussi sévère, devrait-on en dire les motifs. Mais non; l'Académie a délibéré à huis clos, et le rapport de la commission n'a pas été publié. Je me vois donc réduit à rechercher les raisons de ce jugement, en ce qui me concerne, dans quelques objections qui m'ont été faites, et dans quelques renseignements que j'ai pu recueillir.

D'abord, en décidant qu'une mention honorable me serait accordée « pour mes recherches anatomiques sur les valvules du col de la ves- « sie et la précision de l'incision à laquelle je les soumets », il est évident qu'on a mis de côté tout ce que j'ai écrit sur les rétrécissements de l'urèthre, non pas qu'on se soit donné la peine d'examiner mes idées et de les réfuter; mais on a prétexté que je m'en suis occupé plutôt au point de vue pathologique qu'au point de vue thérapeutique, et on a commencé par me mettre ainsi dans une position fausse vis-à-vis du testament. Cette appréciation n'est pas exacte; mais quand même elle le serait, est-ce à des membres de l'Académie de Médecine que je dois rappeler qu'il est bien rare que les questions pathologiques ne dominent pas le traitement?

Ainsi j'ai démontré que les obstacles connus sous le nom de *rétrécissements spasmodiques* et *rétrécissements inflammatoires* sont moins des *rétrécissements* que des *déviations* spasmodiques; j'ai dit que ces déviations se font toujours dans le même sens et j'en ai donné la cause physiologique : est-ce indifférent pour la thérapeutique, et en particulier pour le cathétérisme?

J'ai fait voir que les rétrécissements organiques sont constamment fibreux; et que toutes les autres espèces (portées dernièrement par un spécialiste jusqu'à neuf) ou bien n'existent pas, ou bien doivent être rangées dans d'autres catégories, et ne s'accompagnent de rétention d'urine que parce qu'elles ont coïncidé avec des lésions qui ont passé inaperçues ; j'ai expliqué comment se fait cette transformation de l'urèthre en tissu fibreux : tout cela est-ce indifférent pour la thérapeutique?

J'ai prouvé que les symptômes énumérés par les auteurs sont extrêmement infidèles : qu'on peut, par exemple, uriner passablement avec un rétrécissement déjà très-avancé, et ne pas uriner du tout avec un rétrécissement susceptible encore d'admettre une sonde d'un certain volume ; j'ai dit que l'excrétion du sperme présente parfois des phénomènes non moins singuliers et j'ai fait voir que tout cela tient à la présence d'une complication inconnue jusqu'à moi que j'ai appelée *valvule musculaire du col de la vessie.* Ces notions sont-elles donc encore indifférentes pour le traitement?

J'ai établi que les difficultés qu'offre le cathétérisme dans les cas de rétrécissement organique, tiennent, ou bien à ce qu'il se trouve au-devant du rétrécissement une fausse route dans laquelle les bougies s'engagent presque inévitablement, ou bien à ce que le rétrécissement est très-fin et en même temps très-dur et très-étendu, ou bien enfin à ce que ce rétrécissement se complique des déviations spasmodiques dont j'ai parlé tout à l'heure ; j'ai indiqué les moyens de reconnaître ces divers genres de difficultés, et surtout ceux d'en triompher d'une manière presque infaillible. Entre autres faits, j'ai cité un homme qui avait passé six mois à l'hôpital Saint-Éloi de Montpellier, sans que les deux chirurgiens célèbres qui faisaient alors alternativement le service eussent pu franchir son rétrécissement. Fatigué de tant d'essais infructueux, il était venu à pied à Paris, et déjà le professeur Bérard jeune l'avait soumis trois fois à des tentatives inutiles de cathétérisme, lorsque je survins. L'emploi d'un procédé que j'indiquai permit d'arriver en quelques minutes dans la vessie. A ces faits que je pourrais multiplier beaucoup, je n'en ajouterai que deux. En visitant l'hôpital civil de Toulon, le chirurgien me fit voir un douanier très-jeune encore qui avait une coarctation infranchissable. On lui avait pratiqué une boutonnière derrière son rétrécissement, et cet homme allait sortir avec la recommandation de bien entretenir cette fistule s'il ne voulait pas voir reparaître les accidents les plus graves. Combien ne dut-il pas rendre grâces au hasard qui m'avait amené auprès de lui de si loin ! Je passai immédiatement une bougie et je fis disparaître toute difficulté. Parcourant, au mois d'août 1848, le service de M. Gerdy, le chirurgien suppléant me montra, au nº 21, un malade affecté de rétrécissements avec callosités, fistules, etc., et que, depuis plusieurs mois, ni M. Gerdy ni d'autres n'avaient pu sonder. Séance tenante, je passai une bougie d'un millimètre au moins, et, jusqu'au mois de novembre où je quittai Paris pour tout l'hiver, j'ai sondé ce malade trente ou quarante fois sans avoir jamais échoué une seule : j'introduisais des sondes de cinq à six millimètres, que personne n'osait encore essayer le cathétérisme, tant était grande la crainte qu'on avait de ne pas réussir. Voilà , ce me semble, de la thérapeutique ; cette thérapeutique je l'ai expliquée à M. Gerdy. Je serais curieux de savoir s'il a consigné ce fait dans son rapport.

J'ai démontré , par le raisonnement et par l'expérience, que la cautérisation, l'excision, la râpe, etc., peuvent bien faciliter momentanément la dilatation d'un rétrécissement, mais que cette amélioration n'est que passagère , et que, dans un temps variable, le rétrécissement revient *plus dur et plus étendu qu'auparavant ;* que la simple dilatation suffit presque toujours pour ramener le canal à son diamètre normal, non pas d'une manière définitive, il est vrai, mais sans exposer aux inconvénients des méthodes précédentes ; j'ai décrit un procédé de dilatation extrêmement doux, très-rapide, qui ne dérange en rien les malades de leurs occupations et dont on peut rendre les résultats permanents à l'aide de quelques précautions que j'ai indiquées. J'ai reconnu d'ailleurs que, dans quelques cas, la dilatation ne suffit pas seule et qu'on est obligé d'y joindre soit la cautérisation *superficielle* pour éteindre la trop grande sensibilité de la membrane uréthrale, soit la scarification pour vaincre la résistance du tissu fibreux quand il est trop induré. J'ai prouvé que , dans ce dernier cas, il importe au plus haut degré d'épargner le tissu spongieux sain, et j'ai décrit des moyens très-sûrs d'y parvenir. Est-ce là de la thérapeutique ? et, pour qu'on m'en tînt compte, fallait-il matérialiser mes idées dans quelqu'une de ces opérations qui ont tué des malades en quelques heures ?

Enfin, quand il y a complication d'une valvule musculaire au troisième degré, j'ai prouvé par des faits qu'il faut nécessairement diviser cette valvule. On ne peut donc pas soutenir, comme on l'a fait, que mes travaux sur les valvules ne rentrent pas dans les termes du testament : puisqu'elles compliquent souvent les rétrécissements , et que ce sont elles qui, dans beaucoup de circonstances, rendent le traitement de ceux-ci infructueux , ma découverte devait être considérée comme un perfectionnement très-important apporté au traitement de ces derniers. Et d'ailleurs, puisqu'on trouvait que la thérapeutique des rétrécissements n'avait pas éprouvé un perfectionnement qui méritât le prix, mes valvules, même considérées isolément, pouvaient remplir les vues du testateur.

Mais, m'a-t-on rapporté, M. Gerdy insiste sur ce que mes valvules étaient connues depuis longtemps. C'est vrai, à peu près comme l'auscultation était connue du temps d'Hippocrate. J'ai trouvé çà et là quelques indications vagues, toujours incomplètes et souvent erronées, au sujet des valvules prostatiques , indications qu'il m'a empruntées pour les tourner contre moi ; mais les valvules musculaires, dont j'ai démontré anatomiquement l'existence aux deux commissions, valvules qui diffèrent sous tant de rapports des précédentes, où a-t-il vu qu'il en ait été seulement fait mention avant moi ?

Quant à la section des valvules, il a eu soin de dire qu'elle avait été proposée avant moi, et en cela il n'a fait que répéter ce que j'avais dit ; mais qui, avant moi, l'avait rendue praticable et l'avait pratiquée ? Qui avait donné, avant moi, des preuves de son innocuité et de ses avantages ? Je ne crains pas de le dire : personne. Mais M. Gerdy dit qu'il n'a vu qu'un seul malade traité par moi, et qu'il y a eu récidive : c'est vrai ; mais je vais entrer ici dans quelques détails pour l'édification des âmes candides qui s'imaginent qu'il suffit d'avoir raison pour obtenir justice.

D'abord, on n'a tenu aucun compte des opérations que j'ai pratiquées devant la première commission ; d'où il suit que je pourrais ainsi concourir un siècle sans que ma démonstration fût plus avancée que le premier jour.

Ensuite, pas un des membres de la dernière commission, excepté M. Gimelle, ne m'a fourni un malade, et cependant plusieurs sont chirurgiens des hôpitaux, et nulle part ailleurs on ne trouve une mine aussi féconde.

En troisième lieu, je ferai observer que, lorsque la deuxième commission commença ses travaux, M. Gerdy, en sa qualité de représentant, se donnait rarement la peine de venir aux séances. Il n'a pas assisté à l'opération que j'ai pratiquée sur le malade de M. Gimelle, et qui a eu un si beau résultat. Il l'a vu, il est vrai, lorsque je l'ai présenté de nouveau après l'opération ; mais ce qui l'a frappé le plus, c'est que ce malade portait un gonflement testiculaire : heureusement pour moi que ce gonflement remontait à plusieurs années.

Dans le cours de l'année 1848, j'opérai les sujets des obs. II et III de ma 3e série, lesquels, vu leur état de faiblesse, ne pouvaient être transportés à l'Académie. Je priai instamment M. Gerdy d'assister à ces opérations, mais il m'objecta ses fonctions politiques. M. Malgaigne accepta cette charge, et voici comment il s'exprime, sur ce sujet, à la page 616 de la 5e édit. de son *Manuel de médecine opératoire*, qui a paru en 1849 : « L'incision, sans exposer à aucun accident grave, a « déjà procuré de nombreuses guérisons qui durent depuis plusieurs « années. *J'en ai pu vérifier plusieurs ;* aussi je n'hésite pas à adopter « cette méthode d'une manière générale. »

Vers le mois d'août, Nozot, le sujet de la IVe obs. de ma 3e série se présente à moi. Comme il était alors à la Charité, et que moi-même je traitais, dans le service de M. Gerdy, le malade affecté de rétrécissements, dont j'ai déjà parlé, je priai ce chirurgien de l'admettre, afin de juger par lui-même de l'opération que je pratiquerais sous ses yeux. Mais il me répondit que cette opération n'était pas encore suffisamment éprouvée, et que *sa conscience ne lui permettait pas d'assumer une pareille responsabilité.* C'était sans doute les résultats de son procédé pour la cure des hernies qui l'avaient rendu si timoré. Force me fut donc de m'adresser à M. Blandin, qui fut moins scrupuleux.

Enfin, au mois de juillet dernier, époque où le suffrage des électeurs avait rendu M. Gerdy à la science, et où j'allais opérer le malade n° VI de ma 3ᵉ série, j'ai fait, sur la recommandation de M. Rayer, président de la commission, un dernier appel à M. Gerdy : je lui fis observer qu'en allant de chez lui à la Charité, il n'avait que dix pas à faire pour se rendre chez mon malade, que je l'y attendrais et que je ne lui demandais en tout que cinq minutes. Eh bien! il me répondit qu'il n'était pas autorisé à recueillir de nouveaux faits !

Voici maintenant comment s'est accompli le travail de la commission. Chacun de ses membres avait fait un rapport sur un ou deux des candidats : il fallait comparer ces examens partiels et en faire un examen général pour savoir à qui accorder la prééminence. Or c'est M. Gerdy qui a été chargé de ce soin, et son jugement est devenu le jugement définitif.

C'est ainsi qu'ont été examinés et appréciés des travaux, fruits d'un travail incessant de seize années, et qui, à une certaine époque, ont failli me coûter bien cher. Du reste, qu'on ne s'abuse pas, la libéralité du marquis d'Argenteuil n'aboutira jamais à rien, à moins que l'Académie ne prête une oreille moins facile aux glapissements des intérêts égoïstes, des jalousies mesquines, des rancunes individuelles et générales qui toujours s'efforceront à l'envi de l'assourdir. Hélas ! serai-je donc forcé d'admettre, avec M. L., que ce n'est pas dans l'opinion de ceux qui sont capables de nous connaître et de nous juger, qu'il faut chercher même la considération ? Encore une illusion de moins !

Paris, 10, rue de Seine, 15 mars 1850.

PARIS. — IMPRIMERIE LE NORMANT,
rue de Seine, 10.